Dʳ E. Legrain

Microscopie clinique

BIBLIOTHÈQUE MÉDICALE

FONDÉE PAR MM.

J.-M. CHARCOT   et   G.-M. DEBOVE

DIRIGÉE PAR M.

G.-M. DEBOVE

Membre de l'Académie de médecine,
Professeur à la Faculté de médecine de Paris,
Médecin de l'hôpital Andral.

MICROSCOPIE CLINIQUE

PAR

LE Dʳ ÉMILE LEGRAIN

Ancien préparateur à la Faculté de médecine de Nancy.

Préface de M. le professeur MACÉ

———

AVEC 60 FIGURES DANS LE TEXTE

PARIS

RUEFF ET Cⁱᵉ, ÉDITEURS

106, BOULEVARD SAINT-GERMAIN, 106

1894

PRÉFACE

Il n'est pas bien loin de nous le temps où le microscope était considéré par les médecins comme un instrument délicat, bon surtout à révéler des détails intéressant les curieux de la nature. Qui d'entre eux, maintenant, pourrait mettre en doute son utilité pratique? L'histologie, étudiant la forme, la structure des éléments normaux et les comparant avec celles des productions morbides, a assuré des bases solides à l'anatomie pathologique. Allant plus avant encore, profitant des travaux de Pasteur, elle démontre que beaucoup de ces altérations sont sous la dépendance, immédiate ou secondaire, d'êtres parasitaires divers qui, par leur vie au sein de l'organisme, amènent les troubles occasionnant l'état de maladie. De cette connaissance de la cause découle naturellement toute une série de conclusions qui peuvent servir

1

de base au traitement de la maladie et, surtout, à sa prophylaxie.

Il est donc nécessaire que le médecin soit convaincu de bonne heure de la valeur et de l'utilité du microscope. C'est le but réel des travaux pratiques spéciaux, si largement institués à l'heure présente dans toutes nos Facultés. Il faut qu'il en soit convaincu tôt, dès le début de ses études médicales, pour qu'il soit porté à ne rien négliger de ce qui peut lui servir plus tard pour avancer ou assurer un diagnostic.

Elles sont nombreuses les questions où le microscope peut apporter la lumière. Pour n'en citer que quelques-unes, qui forment, pour ainsi dire, le fond de cet ouvrage, viennent, en première ligne, l'examen du sang, des exsudats, du pus, des crachats, pour y chercher des éléments modifiés dans leur forme par l'état morbide, des bactéries pathogènes ou d'autres êtres parasites, l'étude du contenu intestinal, des affections parasitaires de la peau, celle des sédiments urinaires, des sécrétions des organes génitaux, du lait pendant l'état d'activité de la mamelle. Et en outre de la clinique, les précieuses ressources que peut fournir le microscope aux études de médecine légale ou d'hygiène.

La technique a une grande importance ; elle est

loin d'être oubliée ici. Elle fait l'objet d'abord d'une première partie où se trouvent décrits les instruments à mettre en œuvre et exposées les règles et méthodes les plus générales. Puis, avant chaque sujet, se trouvent les moyens d'étude à employer; on a là sous la main, sans détails oiseux, les procédés qui mènent le plus sûrement aux résultats cherchés.

Certes, dans des études de cette sorte, précisément à cause de la multiplicité et de la diversité des objets à étudier, la besogne est particulièrement ardue. Il est, surtout ici, indispensable de posséder des guides sûrs pour ne pas s'égarer; le temps faisant généralement défaut, il faut qu'ils soient forcément courts. Ce sont là, précisément, des caractères marquants de ce livre, que l'auteur, trop modeste, m'a demandé de présenter au public médical. Je m'acquitte de cette tâche avec plaisir et, en toute confiance, sûr de ses méthodes, ayant été pendant longtemps à même de le voir à l'œuvre et de l'apprécier.

Nancy, le 29 novembre 1893.

E. MACÉ.

MICROSCOPIE CLINIQUE

PREMIÈRE PARTIE

INSTRUMENTS. — TECHNIQUE GÉNÉRALE

DU MICROSCOPE

Le microscope, destiné à donner des petits objets une image virtuelle et agrandie, comprend une partie optique et une partie mécanique.

Partie optique. — La théorie optique du microscope est très simple. Un petit objet AB, placé un peu au delà du deuxième foyer F' de la lentille convergente L, donne une image réelle A'B' renversée et plus grande que l'objet. Une deuxième lentille convergente L', jouant le rôle de loupe, et par conséquent placée de façon que l'image A'B' se forme en deçà de son deuxième foyer φ', donne de cette image A'B' une image virtuelle A'B'', renversée par rapport à l'objet AB et plus grande que A'B'. Cette image virtuelle est vue par l'œil placé entre la lentille L' et son premier foyer.

La lentille L devant laquelle on place l'objet est dite lentille objective. La lentille L', qui joue le rôle de loupe vis-à-vis de l'image réelle donnée par la première lentille, est dite lentille oculaire.

En réalité, pour corriger autant que possible les aberrations de sphéricité et de réfrangibilité, les lentilles objective et oculaire sont remplacées chacune par un système composé lui-même de plusieurs lentilles fixées dans une seule monture et l'on nomme habituellement ces montures objectifs et oculaires.

L'objectif et l'oculaire sont loin d'avoir la même importance dans le microscope. L'objectif en effet,

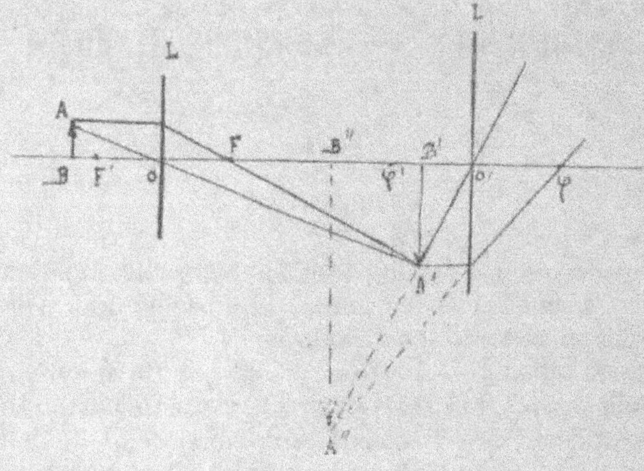

Fig. 1.

en donnant de l'objet une image agrandie, en dévoile les détails, tandis que l'oculaire ne fait qu'amplifier l'image fournie par l'objectif, sans rien ajouter à sa netteté. Le seul avantage de l'oculaire est, en amplifiant cette image, d'écarter les uns des autres les détails et par conséquent de les rendre plus visibles.

Il est facile de voir qu'en éloignant l'oculaire de l'image A'B', cette dernière tend à se rapprocher du foyer de la lentille agissant comme loupe; par conséquent, l'image virtuelle A'B' tend à augmenter dans de notables proportions. Mais, d'autre part, l'éclairage restant le même, l'image ainsi agrandie s'assombrit beaucoup sans acquérir plus de netteté. Aussi, cette méthode d'amplification des images n'est-elle employée que pour étudier de très petits objets.

Laissant de côté tout ce qui a trait aux considérations uniquement théoriques sur les objectifs et les oculaires, nous nous bornerons à indiquer les données nécessaires à connaître pour le choix d'un microscope.

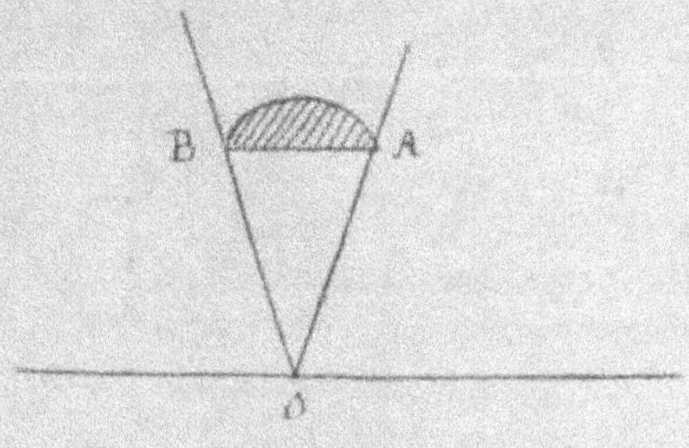

Fig. 2.

Objectifs. — Les objectifs ont une puissance variable selon la combinaison des verres qu'ils contiennent. Cette puissance relative aux divers objectifs est indiquée en général par des numéros qui varient avec chaque constructeur, les objectifs les plus faibles correspondant aux numéros les moins élevés.

La distance focale d'un objectif est la distance qui existe entre le centre optique de l'objectif et l'objet examiné.

La distance frontale est celle qui sépare la lentille frontale de l'objet.

On appelle angle d'ouverture d'un objectif l'angle

formé par les deux rayons extrêmes émanant d'un
point de l'objet et recueillis par l'objectif. Soit le point
O examiné et émettant des rayons lumineux; OA et OB,
les deux rayons extrêmes recueillis par l'objectif;
l'angle AOB est l'angle d'ouverture de cet objectif.

Cet angle est d'autant plus aigu que la lentille frontale est plus éloignée de l'objet ou que la distance focale
est plus grande ou encore que l'objectif est plus faible.
Au contraire, plus l'objectif est puissant, plus les
distances frontale et focale diminuent et plus l'angle
d'ouverture augmente. Le nombre des rayons compris

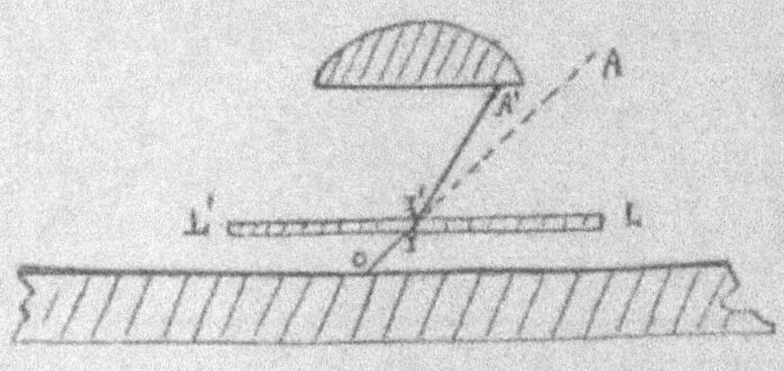

Fig. 3.

dans l'angle d'ouverture augmente donc avec la puissance de l'objectif.

Pratiquement l'angle d'ouverture maximum est de
170 degrés. Les rayons situés en dehors de cet angle ne
peuvent plus être interceptés par un objectif à sec. Mais on
tourne la difficulté et on arrive à utiliser ces rayons au
moyen d'un artifice consistant à faire plonger la lentille
frontale dans un liquide dont la réfringence plus grande
que celle de l'air se rapproche plus ou moins de celle
du verre (objectif à immersion).

Soit un rayon OA qui, avec un objectif à sec, serait en
dehors de l'angle d'ouverture; après sa réfraction à
travers la lamelle LL', au lieu de prendre la direction

I'A, le rayon lumineux passant dans le liquide d'immersion, dont la réfringence se rapproche beaucoup de celle du verre, suit la direction II' prolongée et pénètre dans l'objectif. L'objectif à immersion permet donc d'utiliser des rayons qui ne pénètrent pas dans l'objectif à sec ayant le même angle d'ouverture. L'eau, comme liquide d'immersion, donne déjà de bons résultats; ils sont meilleurs encore avec des liquides possédant un indice de réfraction voisin de celui du verre des lamelles et de la lentille objective (immersion homogène).

Les liquides à immersion varient suivant les constructeurs; on ne doit employer pour un objectif donné que le liquide fourni par son fabricant.

Un objectif doit résumer certaines qualités. La définition est la qualité qu'a un objectif de montrer nettement les contours des objets. La séparation est celle par laquelle il rend distincts les éléments les plus rapprochés. Les objectifs faibles doivent en outre posséder un certain degré de pénétration, propriété consistant à montrer nettement les plans superposés d'un objet.

L'appréciation de ces qualités se fait en général par des moyens empiriques; on cherche, avec un objectif donné, à reconnaître certaines particularités de structure visibles seulement quand l'objectif possède les qualités voulues. Les fabricants fournissent à cet effet des préparations d'épreuves, dites test-objects. Avec un bon objectif donnant un grossissement de 50 à 150 diamètres on doit pouvoir distinguer nettement les petites lignes transversales des écailles des ailes du papillon *Hipparchia janira*.

Avec des objectifs donnant des grossissements de 500 diamètres en plus, on doit pouvoir reconnaître les hexagones formés à la surface de la carapace silicense du *Pleurosigma angulatum* (diatomées) par trois systèmes de fines lignes entre-croisées.

Trois objectifs peuvent suffire pour les recherches courantes de microscopie clinique : deux objectifs à sec donnant l'un un grossissement de 15 à 25 diamètres, l'autre de 150 à 300 diamètres et un objectif à immersion destiné spécialement à la recherche des bactéries.

Les *oculaires*, de construction beaucoup plus simple que les objectifs, sont de véritables loupes formées de deux lentilles dont l'une dite lentille oculaire est placée immédiatement devant l'œil et l'autre lentille collective est à l'extrémité antérieure du tube cylindrique dans lequel sont enchâssées ces lentilles. On en fait des séries dont le grossissement augmente suivant un rapport constant indiqué par les chiffres 1, 2, 3, 4, 5. Trois oculaires suffisent amplement pour les recherches usuelles (1, 3, 5).

Partie mécanique. — La partie mécanique du microscope se compose d'un pied portant une colonne. Sur cette colonne sont fixés : 1° une platine percée d'un trou circulaire, 2° un bras horizontal à l'extrémité duquel se trouve le tube du microscope dont l'axe coïncide avec le milieu de l'ouverture de la platine. Un miroir placé sous cette ouverture de la platine sert à réfléchir les rayons lumineux dans l'axe du tube : le miroir peut être mû dans tous les sens, grâce à un système d'articulations.

On appelle axe optique du microscope une ligne idéale passant par le centre du tube et l'ouverture de la platine.

Le tube du microscope est mobile dans le sens vertical ; il glisse dans une douille supportée par le bras horizontal. Dans la plupart des moyens et grands modèles, le mouvement rapide s'effectue par une crémaillère qui fait descendre ou monter la douille porte-tube. Mais la mise au point nécessite un mouvement lent qui est donné par une autre disposition fonctionnant séparément et réglé par une vis dite vis micrométrique.

L'extrémité inférieure du tube porte un pas de vis sur lequel se vissent les divers objectifs. Comme il est

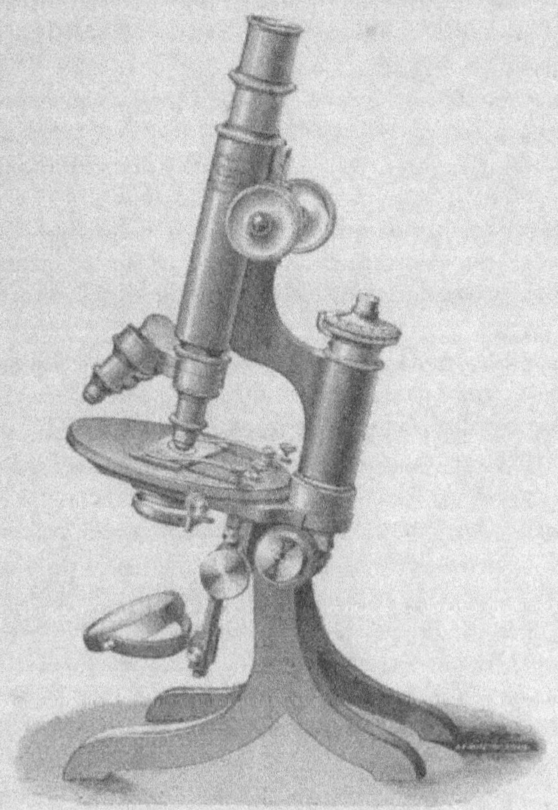

Fig. 4. — Microscope.
Modèle de l'Institut Pasteur.

souvent nécessaire d'examiner une préparation avec des grossissements différents, on a construit des revolvers porte-objectifs à deux ou trois branches, permettant de changer d'objectif rapidement et avec la plus grande facilité.

La partie mécanique du microscope ou stativ ne mérite pas moins d'attirer l'attention que la partie optique. Dans un bon stativ, le tube du microscope doit être bien centré, ce dont on s'assure en examinant une préparation et en faisant tourner le tube dans la douille : certains points de la périphérie du champ, disparaissant et réapparaissant dans ce mouvement, indiquent un centrage défectueux. Le mouvement de glissement du tube dans la douille devra se faire sans à-coups ; sans quoi, une descente brusque de l'objectif risquerait de briser la préparation ; enfin, le mouvement lent donné par la vis micrométrique devra être doux et uniforme.

Éclairage. — On doit chercher autant que possible à utiliser pour les examens microscopiques la lumière blanche diffuse ; quand le jour est insuffisant, on peut se servir d'une bonne lampe à pétrole ou d'une lampe à gaz munie d'un abat-jour.

L'éclairage direct d'une préparation se fait en projetant une bonne lumière dans l'axe du tube au moyen du miroir. On obtient l'éclairage oblique en enlevant tout ce qui peut se trouver sous la platine et en projetant à l'aide du miroir attiré hors de l'axe optique un faisceau lumineux oblique sur la préparation. Par opposition à ces deux modes d'éclairage dits éclairages par lumière transmise parce que la lumière éclaire la préparation en la traversant, on appelle éclairage par lumière réfléchie celui qui s'obtient en n'utilisant que les rayons fournis par l'objet, l'ouverture de la platine ayant été bouchée par un papier noir ou un diaphragme. Ce dernier mode d'éclairage n'est d'ailleurs guère utilisé pour les recherches cliniques ordinaires.

Condensateur Abbé. — L'objet éclairé par transparence au moyen d'un miroir plan reçoit des rayons lumineux parallèles qui parviennent tels à l'objectif; s'il est éclairé par un miroir concave, les rayons formeront deux cônes homologues ayant pour sommet l'objet et pour bases, l'un le miroir et l'autre l'objectif. On voit que pour projeter sur l'objet un cône lumineux très ouvert, il faudrait une surface de réflexion très concave et très rapprochée de l'objet. Pratiquement un tel miroir concave ne pourrait fonctionner.

L'emploi du condensateur Abbé a précisément pour but de projeter sur l'objet un cône lumineux très ouvert ayant l'objet pour sommet et dont les rayons prolongés forment un deuxième cône homologue au premier, dont la base est l'objectif. Ce condensateur se compose de trois lentilles superposées : la première est biconvexe, la deuxième concave-convexe et la troisième qui regarde et effleure la lame porte-objet est hémisphérique.

Ce condensateur est porté par un collier d'où on peut l'enlever et dans lequel il entre à frottement dur.

Un porte-diaphragme spécial existe en dessous de cette combinaison optique; on peut y introduire des diaphragmes de différentes dimensions; ce porte-diaphragme peut avancer ou reculer, selon les mouvements qui lui sont imprimés par un bouton commandant une crémaillère. On peut de cette façon opérer le décentrage des diaphragmes et faire tomber sur la préparation des rayons de lumière oblique.

Les diaphragmes mobiles sont avantageusement remplacés par un diaphragme iris formé de lames mobiles les unes sur les autres, fixées dans le tambour du condensateur ; l'ouverture du diaphragme se modifie à volonté par un simple mouvement de va-et-vient d'un bouton latéral.

Le condensateur tout entier s'abaisse ou s'élève au moyen d'une crémaillère; on obtient une diminution de l'intensité lumineuse en abaissant le condensateur ; c'est le mode d'éclairage qu'il convient d'utiliser avec les grossissements faibles ; on peut même alors examiner les préparations en enlevant le condensateur.

Mise au point de l'objet examiné. — La préparation étant en place et l'éclairage convenablement disposé, on commence en général l'examen avec un faible grossissement ; on descend le tube soit en le faisant glisser dans sa douille, soit en manœuvrant la crémaillère ; on s'arrête quand l'œil qu'on tient au microscope aperçoit l'objet. Dans la première partie de la course du tube on doit manœuvrer avec prudence, afin de ne pas briser la préparation en heurtant l'objectif contre elle.

La mise au point ainsi obtenue n'est qu'approximative ; on l'achève au moyen d'un mouvement lent donné par la vis micrométrique. Ce mouvement lent imprimé à l'objectif pendant l'observation permet de se rendre compte de la superposition des plans ; les plans les plus élevés se voient en relevant l'objectif et les plans inférieurs en l'abaissant.

Pendant que la main droite manœuvre la vis micrométrique, la main gauche peut déplacer la lame et faire passer ainsi sous les yeux de l'observateur toute l'étendue de la préparation.

Mensuration des objets microscopiques. — L'unité de grandeur en microscopie est le millième de millimètre, appelé micron ou mu et représenté par la lettre grecque μ. La mensuration des objets microscopiques se fait au moyen de micromètres.

On appelle micromètre oculaire un petit disque de verre portant un certain nombre de divisions égales très fines, qu'on place sur le diaphragme médian de l'oculaire de façon qu'en regardant dans le microscope on aperçoit ces divisions en même temps que des objets déterminés de la préparation mise au point.

Le micromètre objectif est un porte-objet sur lequel on a tracé deux traits extrêmes distants d'un millimètre; ce millimètre est divisé en 100 parties égales. Le micromètre objectif se place sur la platine du microscope comme une préparation ordinaire.

Soit à déterminer la longueur d'un objet microscopique, le diamètre d'une cellule par exemple; la préparation étant placée sur la platine, on fait coïncider l'image de cette cellule avec l'image du micromètre oculaire et on compte le nombre de divisions du micromètre occupées par le diamètre de la cellule. Soit n ce nombre. On enlève la préparation et on la remplace par le micromètre objectif. On cherche alors à combien de divisions du micromètre objectif correspondent n divisions du micromètre oculaire. Soit n' ce nombre. On sait qu'une division de micromètre objectif égale 10 μ. Le diamètre de la cellule est donc $n \times 10$ μ.

On évite une grande perte de temps en déterminant une fois pour toutes le pouvoir amplifiant des objectifs qu'on possède. On calcule à cet effet la valeur d'une division du micromètre oculaire exprimée en μ, pour chaque objectif, le tube du microscope étant d'ailleurs toujours tiré d'une quantité égale. De ces diverses valeurs on fait un tableau qui permet d'arriver facilement aux mensurations sans avoir besoin chaque fois de recourir à l'emploi du micromètre objectif.

Dessin au microscope. — Il est très important de dessiner les préparations qu'on examine; le dessin force en effet à voir des détails qui passeraient inaperçus à un examen fait rapidement.

Parfois, il est utile d'employer la chambre claire pour mettre en place et fixer les détails les plus importants. La chambre claire est constituée par une combinaison de prismes qu'on adapte à l'extrémité supérieure du tube du microscope. L'image formée sur le papier est variable avec l'objectif et avec la hauteur à laquelle se trouve le papier.

En général, il n'est pas possible de terminer un dessin à la chambre claire : on en fait seulement l'esquisse et on met en place les détails importants ; le reste du dessin est achevé à main levée.

Outillage accessoire. — Un outillage peu coûteux d'ailleurs est indispensable pour les diverses recherches de microscopie. Une bonne loupe montée est souvent utile pour rechercher parmi les produits à examiner ceux qui peuvent présenter quelque intérêt.

Des pinces fines sont nécessaires pour saisir les petits objets et les placer sur la lame porte-objet.

Il faut, pour les dissociations, plusieurs aiguilles montées. On en fabrique aisément en faisant rougir la tête d'une aiguille à coudre et en l'enfonçant dans un morceau de bois de la grosseur d'un crayon ou dans l'extrémité d'une baguette de verre portée au rouge.

La table à chauffer est une plaque de cuivre assez épaisse, large de 6 à 8 centimètres, pliée plusieurs fois sur elle-même à angle droit et chauffée à une de ses extrémités. La chaleur se propage dans la plaque en diminuant à mesure qu'on s'éloigne du point chauffé. On se sert avec avantage de la table à chauffer pour ramollir le baume qui sert à la confection des préparations microscopiques.

Les réactifs les plus usuels doivent être conservés dans des flacons bien bouchés et munis d'une tige plongeante.

Les lames porte-objet doivent être minces et autant que possible sans défaut ; il est bon de les conserver dans un cristallisoir rempli d'eau alcoolisée.

Les lamelles couvre-objet employées pour recouvrir les préparations ne doivent pas dépasser une certaine épaisseur, afin de ne pas entraver la mise au point, surtout quand les préparations doivent être examinées avec de forts objectifs.

Quelques verres, des agitateurs en verre, des pipettes, une carafe à eau distillée, des boîtes pour les préparations, une seringue stérilisable complètent l'outillage suffisant pour exécuter les principales recherches microscopiques utiles au praticien.

TECHNIQUE GÉNÉRALE, RÉACTIFS

La technique microscopique s'occupe du choix des différents procédés destinés à dévoiler tels ou tels détails précis dans les préparations examinées.

D'une façon générale, les préparations microscopiques doivent être faites avec des produits aussi frais que possible. Les diverses sécrétions, les produits pathologiques, etc..., s'altèrent en effet avec la plus grande rapidité et, au bout de quelques jours, leur examen ne permet plus d'obtenir de résultats précis.

Les préparations étant composées d'éléments hétérogènes, il en résulte des inégalités dans la réflexion de la lumière qui sont exagérées encore par le microscope. On y remédie en partie en examinant les préparations dans un milieu liquide. Les masses solides soumises à l'examen doivent être dissociées en petits fragments assez minces et assez transparents.

Préparations fraîches. — On a parfois intérêt à examiner les éléments anatomiques, les parasites, etc..., à l'état vivant, sans aucune altération due à l'action des réactifs. L'examen à sec étant en général impossible, et l'eau distillée présentant l'inconvénient d'altérer certaines formes cellulaires et certains détails de structure, on a employé pour cet usage des liquides dits indifférents, laissant intacts les objets à examiner.

C'est ainsi qu'on a utilisé les liquides organiques normaux et pathologiques : sérum, humeur aqueuse, liquides de ponction, etc..., afin de mettre les éléments anatomiques dans un milieu de densité et de composition se rapprochant autant que possible de celles du milieu qui les imbibe.

Ces liquides étant très putrescibles et par conséquent très difficiles à conserver, on a en général recours à la solution saline physiologique (solution de sel marin à 0gr,75 0/0). De bons résultats sont encore obtenus avec le sérum artificiel de Kronecker ainsi composé :

Eau distillée.................... 1,000 grammes.
Soude caustique............. ... 0gr,06
Sel marin.................... 6 grammes.

Les préparations fraîches peuvent se conserver pendant plusieurs jours dans une chambre humide ; elles finissent au bout de peu de temps par s'altérer par suite du développement de bactéries dans leur intérieur. Ces préparations ne suffisent pas en général pour renseigner l'observateur sur les détails de structure des objets examinés. Il est presque toujours nécessaire d'avoir recours aux méthodes de fixation et de coloration.

Fixation. — La fixation a pour but de donner aux éléments à examiner une consistance convenable leur permettant de résister aux divers réactifs employés ultérieurement.

Les infusoires parasites et certains éléments anatomiques sont avantageusement fixés par l'acide osmique. On se sert en général d'une solution à 1 0/0. L'acide osmique se vend par grammes renfermés dans de petits tubes de verre scellés à la lampe ; ce réactif demande à être manié avec précaution à cause de l'action irritante de ses vapeurs. Sa solution se fait en brisant un de ces tubes dans un flacon renfermant 100 grammes d'eau distillée. Outre son rôle fixateur, l'acide osmique possède encore la propriété d'être réduit par les matières organiques qui fixent l'osmium ; la graisse surtout réduit l'acide osmique très rapidement ; aussi se sert-on de l'acide osmique pour déceler les traces de graisse.

Le sérum iodé est un fixateur qui donne de bons résultats pour l'examen de certains éléments cellulaires, on le prépare en recueillant du liquide amniotique de brebis ou de vache qu'on additionne d'iode en excès.

La fixation par la chaleur est utilisée dans un grand nombre de cas, principalement pour les préparations bactériologiques et hématologiques. Les bactéries, les éléments du sang sont en effet très bien fixés et conservés sur une lame de verre par suite de la coagulation des albuminoïdes en dissolution dans le milieu qui les contient. Le mode opératoire est des plus simples ; on étale en couche mince le liquide à examiner sur une lame ou sur une lamelle qu'on passe deux ou trois fois rapidement dans la flamme d'une lampe à alcool ou d'un bec de Bunsen, la face sur laquelle se trouve le liquide tournée vers le haut.

La dessiccation et la fixation obtenues, on peut colorer la préparation et la monter pour la conserver.

On emploie quelquefois comme réactif fixateur l'alcool absolu qu'on fait agir généralement sur les lamelles munies de la couche mince obtenue par évaporation du liquide examiné. Parfois enfin, comme pour certaines préparations hématologiques, on se sert d'un mélange d'alcool absolu et d'éther.

Dissociation. — Lorsqu'on a à examiner des masses assez volumineuses non transparentes, il est nécessaire d'en isoler les éléments et de les faire flotter dans un liquide pour pouvoir facilement en distinguer les détails ; tel est le but de la dissociation.

La dissociation peut tout d'abord se faire d'une façon mécanique. C'est ainsi qu'en raclant avec l'ongle la surface de la peau, de la muqueuse buccale, on recueille des éléments épithéliaux isolés; en grattant avec le scalpel la surface de la coupe d'une tumeur, on obtient de bonnes préparations de cellules néoplasiques.

Certains réactifs chimiques sont avantageusement employés pour la dissociation. La potasse à 30 ou 40 0/0 dissocie rapidement les cellules d'un tissu : le fragment à examiner est placé sur une lame; on y verse une goutte de la solution de potasse et on triture avec une aiguille. Mais la préparation ainsi faite ne peut guère se conserver plus de quelques jours. Les corps gras cependant résistent assez longtemps à l'action de la potasse.

L'acide acétique employé en solution étendue de 1 à 3 0/0 agit sur les albuminoïdes en gonflant ces substances au point qu'elles deviennent transparentes : ce réactif est parfois très utile dans les dissociations.

L'alcool au tiers, le sérum iodé faible (obtenu en ajoutant à du sérum frais quelques gouttes de sérum iodé fort) donnent de bons résultats pour la dissociation des épithéliums.

Un procédé très employé pour obtenir de bonnes dissociations consiste à agiter fortement le flacon contenant la pièce à dissocier et le liquide employé à cet effet (la potasse exceptée); on laisse ensuite déposer. On décante la partie supérieure du liquide en ne gardant que le dépôt tassé au fond du flacon. On ajoute de l'eau glycérinée (eau, 3 parties ; glycérine, 1 partie) et on prend pour faire la préparation une goutte du liquide tenant en suspension les éléments dissociés. On peut, avec l'eau glycérinée, ajouter quelques gouttes de picrocarmin quand on veut examiner les éléments colorés.

Coloration. — Les éléments anatomiques et les

microbes, surtout lorsqu'ils ne sont pas volumineux, se distinguent assez difficilement et les détails de structure apparaissent peu nettement dans les milieux employés pour la préparation dont la réfringence ne diffère guère de celle du protoplasma cellulaire.

L'emploi des réactifs colorants a pour but de rendre apparents certains détails et de différencier les éléments les uns des autres grâce à leur élection pour les divers réactifs.

Un grand nombre de colorants ont été introduits dans la technique microscopique; les plus usuels seront seuls indiqués ici.

L'iode teint rapidement en jaune le protoplasma cellulaire. On emploie en général l'eau iodée ou mieux l'eau iodo-iodurée.

Iode	1 gramme.
Iodure de potassium	2 grammes.
Eau distillée	300 —

Le picrocarmin est l'un des réactifs colorants les plus utiles pour l'étude des éléments anatomiques; les nuances obtenues par son emploi varient du jaune au rose vif. On le prépare en triturant dans un mortier 3 grammes de carmin auquel on ajoute de l'ammoniaque goutte à goutte jusqu'à dissolution complète du carmin; la solution est étendue d'un demi-litre d'eau distillée. On verse ensuite une solution saturée d'acide picrique dans l'eau distillée, jusqu'au moment où le liquide prend une coloration rouge sang. On arrive facilement à ce résultat en mettant de temps en temps une goutte de la solution sur du papier buvard : lorsqu'on obtient autour de la tache rouge une auréole jaune, c'est qu'il y a trop d'acide picrique. On ajoute alors un peu de carmin.

Puis, on laisse pourrir la solution; il s'y développe

des moisissures et, au bout d'une quinzaine de jours, on peut filtrer : la solution colorante limpide obtenue est conservée dans un flacon bien bouché au fond duquel on a placé quelques cristaux d'hydrate de chloral ou un morceau de camphre.

Le carmin aluné qui présente une grande affinité pour les noyaux, se prépare en faisant à chaud dans une capsule une solution saturée d'alun d'ammoniaque à laquelle on ajoute du carmin en poudre jusqu'à saturation ; on laisse refroidir : l'alun en excès cristallise, et en filtrant on obtient une solution se conservant très longtemps.

L'hématoxyline, utile surtout pour colorer les éléments fixés à l'acide osmique, ne s'emploie guère qu'en solution aqueuse : on fait dissoudre 2 grammes de cristaux d'hématoxyline dans 15 centimètres cubes d'alcool à 90° ; on ajoute 200 centimètres cubes d'une solution saturée d'alun ammoniacal ; on abandonne la solution à l'air pendant plusieurs jours, on filtre et on ajoute 50 centimètres cubes de glycérine et 50 centimètres cubes d'alcool méthylique. La solution n'est en général bonne à employer qu'au bout de plusieurs semaines.

Les matières colorantes dérivées de la houille ont fourni un grand nombre de réactifs colorants employés surtout pour les études bactériologiques.

Parmi ces substances, les unes ont pour principe colorant un acide ; ce sont les couleurs acides d'aniline qui n'ont aucune élection et colorent indifféremment toutes les parties de la cellule, telles sont l'éosine, la purpurine, la safranine, la fluorescéine.

Les autres ont pour principe colorant une base ; elles sont dites couleurs basiques d'aniline et ont une élection marquée pour les bactéries et les noyaux des cellules, d'où le nom qui leur a été donné de colorants nucléaires, par opposition aux colorants acides ou colorants diffus. Les principales couleurs basiques employées sont la fuchsine, le bleu de méthyle, le brun de Bismarck ou vésuvine.

Ces substances sont presque toujours employées en solutions aqueuses, mais en général ces solutions se conservent mal; il est indispensable de ne se servir que de bains colorants préparés selon les besoins du moment en ajoutant à une certaine quantité d'eau distillée quelques gouttes d'une solution alcoolique concentrée.

Sauf pour certains bacilles (B. tuberculeux, B. de la lèpre), dont la coloration nécessite l'emploi des procédés spéciaux qui seront décrits plus loin (V. 3e partie), on peut employer pour la coloration des bactéries indifféremment les divers colorants basiques indiqués plus haut.

La coloration peut se faire à froid, mais en général on obtient de meilleurs résultats en portant le bain colorant contenu dans une capsule à la température de 50°.

Il semble y avoir un rapport direct entre la facilité de la coloration des bactéries et celle de la décoloration; les bactéries qui se colorent avec la plus grande facilité perdent rapidement leur coloration sous l'influence des réactifs décolorants.

Les décolorants les plus énergiques sont l'acide nitrique, qu'on emploie en solution au tiers, l'alcool à 95° ou l'alcool absolu; la glycérine, l'essence de girofle et l'essence de bergamote décolorent les bactéries beaucoup plus lentement. Il en est de même de l'huile d'aniline.

Les méthodes de coloration employées avec avantage pour les divers microbes seront étudiées dans la partie de ce volume qui traite de la recherche des principales bactéries pathogènes dans les produits pathologiques.

Montage des préparations. — Pour conserver les préparations microscopiques, il est nécessaire de les soustraire aux fermentations et à l'évaporation du milieu qui les imbibe.

Les milieux aqueux sont les liquides conservateurs contenant une certaine quantité d'eau. Ces milieux ne peuvent convenir que pour le montage des objets hydratés. La glycérine pure ou étendue de son volume d'eau est surtout employée dans ce but.

Les parasites microscopiques, les petits fragments provenant des dissociations qu'on veut monter dans la glycérine, sont placés dans des glycérines de plus en plus fortes ; on prend une goutte du dernier liquide employé et contenant en suspension les éléments à conserver ; on la porte sur une lame qu'on recouvre d'une lamelle. L'excès de liquide est enlevé avec du papier buvard. Il ne reste plus pour conserver la préparation qu'à la luter soit avec une couche de cire dissoute dans l'alcool, soit avec une couche de paraffine fondue.

Les milieux résineux souvent employés ne sont pas miscibles à l'eau. Il est donc de toute importance de déshydrater complètement les objets qu'on veut y conserver.

Parmi ces milieux, le plus employé est le baume de Canada en solution dans le xylol.

La préparation déshydratée par l'alcool absolu peut être montée directement dans le baume. Mais comme il est souvent utile d'examiner la préparation avant de la monter définitivement et que l'examen ne peut se faire dans le xylol qui s'évapore très rapidement, on met sur l'objet une goutte d'essence de cèdre pour l'éclaircir. Si la préparation est reconnue bonne, on enlève l'excès d'essence avec un morceau de papier buvard et on monte définitivement dans le baume.

DEUXIEME PARTIE

LE SANG

Le sang nécessaire pour l'examen microscopique est obtenu en faisant une simple piqûre à la pulpe du doigt au moyen d'une lancette ou d'une épingle désinfectée. La peau, à ce niveau, doit avoir été préalablement lavée au savon puis à l'alcool, et essuyée avec un linge sec. Cet examen peut se faire sur des préparations de sang frais ou sur des préparations de sang sec.

PRÉPARATIONS DE SANG FRAIS

Pour l'examen à l'état frais, une goutte de sang est mise sur une lame porte-objet, recouverte d'une lamelle et portée sous le microscope. Il est nécessaire dans cette préparation plus que dans d'autres de se servir de lamelles bien nettoyées lavées à l'acide, passées à l'alcool et à l'éther et ensuite desséchées, afin d'en enlever toutes les particules qui pourraient en imposer pour des éléments pathologiques (*granulations*, *pigment*, etc.).

Hayem a imaginé pour l'examen du sang frais une cellule spéciale, dite *cellule à rigole*, composée d'une lame épaisse et plane ; en son milieu se trouve un petit disque de 3 millimètres de diamètre environ, isolé par une rigole circulaire du reste de la surface de la lame.

On dépose une gouttelette de sang au centre du disque et on recouvre d'une lamelle; c'est là le meilleur moyen d'obtenir une préparation de sang étalée en une nappe d'épaisseur uniforme. Si, avant de recouvrir le sang de la lamelle, on a eu soin de passer un peu de vaseline sur le bord externe de la rigole, la lamelle s'y applique exactement, et la préparation est ainsi mise temporairement à l'abri d'une dessiccation trop rapide. En outre, la faible consistance de la vaseline permet de réduire l'épaisseur de la couche de sang, sans l'écraser, en exerçant de légères pressions sur le couvre-objet.

Nous rappellerons très brièvement les caractères du sang normal avant d'en décrire les altérations pathologiques. Un grossissement de 3 à 400 diamètres suffira pour voir tous les détails qui suivent.

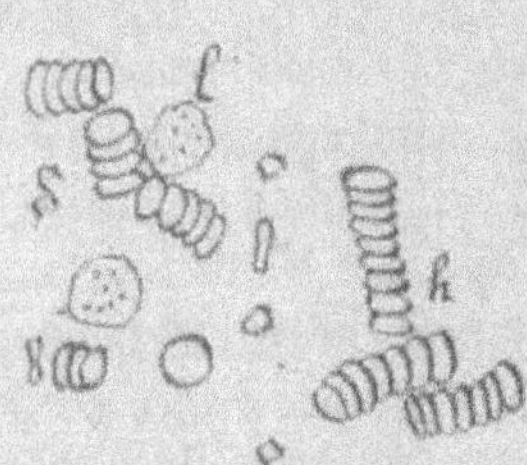

Fig. 5. — Préparation de sang frais normal.

l, leucocytes; *h*, hématies. Gr. 450.

Les préparations de sang frais permettent tout d'abord de se rendre compte de la forme et de la disposition des éléments figurés. Sur ces préparations, les *globules rouges* (*hématies*, *érythrocytes*), disques normalement circulaires, biconcaves, ont une tendance à prendre la disposition de piles de monnaie qui forment alors des îlots d'étendue variable au sein du liquide. Quelques-uns sont isolés : vus par la tranche, ils offrent l'aspect d'un biscuit rétréci en son milieu et renflé à ses deux extrémités, aspect qui résulte de leur forme biconcave. De face, ils se présentent sous la forme de disques jaunâtres plus foncés sur les bords, à contours marqués par une ligne nette et distincte sans noyau ni granulations. On a distingué les hématies normales en petites, moyennes et grandes; les premières ont un diamètre moyen de 6 μ 5, et les autres de 7 μ 5 et de 8 μ 5. En outre, dans le sang normal, on voit de rares éléments de 3 à 6 μ de diamètre (*globules nains*).

Dans les espaces libres plasmatiques compris entre les îlots formés par les globules rouges, se voient les globules blancs et les hématoblastes.

Les *globules blancs* (*leucocytes*) se présentent dans le sang frais sous l'aspect de petites masses sphériques de 6 à 12 μ de diamètre, granuleuses, à contours irréguliers.

En examinant pendant plusieurs minutes de suite une préparation de sang frais, surtout si elle est portée sur la platine chauffante, on voit les globules blancs se déformer, pousser des pseudopodes et se mouvoir lentement à la façon des amibes.

Tous les leucocytes ne sont pas d'égales dimensions. Les variations correspondent à des différences sensibles de structure, ainsi que nous le verrons plus tard. Les plus volumineux des globules blancs sont seuls animés de mouvements amiboïdes; les petits leucocytes (6 à 8 μ de diamètre) sont immobiles.

Pour apercevoir quelques détails dans la structure des leucocytes, il est nécessaire d'ajouter sur les bords de la lamelle une goutte d'acide acétique dilué au 1/5. Sous l'influence de ce réactif, les leucocytes se gonflent légèrement; leur contour devient lisse; on voit apparaître dans leur intérieur de un à trois noyaux de forme irrégulière et les granulations des globules sont animées de mouvements browniens, indice d'une altération cadavérique.

Avec les hématies et les leucocytes circulent dans le sang des éléments d'une importance considérable : les *hématoblastes*, ébauches des globules rouges (*plaquettes de Bizzozéro*), petits corps transparents, irréguliers de 2 à 5 μ de diamètre, se détruisant avec une extrême facilité après leur sortie des vaisseaux. Il est cependant possible de les étudier en fixant leur forme très rapidement : après avoir lavé et nettoyé très soigneusement la pulpe du doigt, on y dépose une goutte du mélange suivant :

Solution aqueuse de 1 0/0 d'acide osmique, 1 partie ;

Solution aqueuse de 0,75 0/0 de sel marin, 2 parties.

On enfonce ensuite une lancette à travers le liquide jusque dans la peau, et les éléments morphologiques passent directement du vaisseau dans le réactif qui les fixe.

Dans les préparations de sang frais, au bout de quelque temps, la coagulation se produit; des hématoblastes on voit partir de minces traînées filamenteuses de fibrine qu'on suit dans le liquide où elles forment à certains endroits un fin treillis.

Le sang frais normal ne présente en général aucun cristal, aucun autre élément anatomique que les hématies, les leucocytes et les hématoblastes.

Cependant on peut trouver dans le sang normal examiné à l'état frais, des modifications dans la structure des hématies qu'il ne faudrait pas prendre pour des éléments spéciaux ou atteints d'altérations d'ordre pathologique. C'est ainsi que, par suite de l'évaporation qui peut se produire sur les bords de la préparation, les globules rouges prennent facilement l'aspect mûriforme. En outre, le moindre choc suffit pour fragmenter les hématies et leur donner toutes les formes possibles. Enfin les hématies peuvent perdre leur hémoglobine et se présenter sous forme de petites masses sphériques et transparentes. *Norris* [1] a décrit dans le sang un 4e élément, les *corpuscules incolores* qui sont en réalité des hématies ayant perdu leur hémoglobine et devenues transparentes.

1. *London Med. Record*, 1880.

Ces modifications sont surtout apparentes lorsqu'on n'a pas pris les précautions nécessaires pour recueillir le sang, et qu'un lavage insuffisant du doigt a permis à la goutte qu'on examine d'être souillée par des traces de sueur.

Toutefois, dans les préparations les plus soignées, les hématies du sang normal, au bout de plusieurs heures, finissent par se modifier dans leur forme ; elles se décolorent, se fragmentent avec une grande facilité ; mais ce sont là les altérations caractéristiques d'éléments anatomiques en voie de nécrose.

Les préparations de sang frais permettent enfin d'étudier la matière colorante normale du sang, l'*hémoglobine*, qui, soit spontanément, soit sous certaines influences, comme celle d'une congélation et d'un dégel successifs, après s'être séparée du stroma albuminoïde qui la contient, se précipite sous forme de cristaux.

Ces cristaux vus au microscope ont une couleur rouge amarante, peu foncée, rappelant celle du sang. Chez l'homme ils offrent une forme prismatique.

L'hémoglobine contient à la fois la matière colorante proprement dite, l'*hématine*, et la matière albuminoïde particulière aux hématies.

Sous des influences variables, lorsque le sang s'est épanché au milieu des tissus, lorsqu'il a séjourné dans le tube digestif, etc., l'hémoglobine ne tarde pas à se décomposer ; l'hématine mise en liberté se présente alors sous forme de granulations amorphes d'un rouge foncé insolubles dans l'eau, l'alcool, l'éther.

Combinée à l'acide chlorhydrique, cette hématine donne lieu à la production de cristaux appelés *cristaux d'hémine*, qui permettent au clinicien de caractériser le sang lorsque les hématies ont été détruites.

La production de ces cristaux d'hémine s'obtient

très facilement[1] en ajoutant sur la préparation soupçonnée de contenir du sang, une goutte d'une solution de sel marin, puis une trace d'acide acétique concentré ; on évapore ensuite sur la lampe à alcool. On constate alors la formation de cristaux d'hémine qui se reconnaissent à leur couleur variant du rouge brun au café clair ; ils sont rhomboédriques, souvent très fins et allongés ; parfois aussi leurs angles opposés sont arrondis. Leurs dimensions sont très variables. Ils peuvent atteindre 15 et 20 μ de longueur, mais parfois aussi ils sont assez petits pour n'être visibles qu'avec de très forts grossissements.

La graisse s'oppose à la réaction ; si la substance à examiner est souillée de graisse, il faut la traiter d'abord par l'éther.

PRÉPARATIONS DE SANG SEC

L'examen des préparations de sang sec est précieux pour montrer certains détails utiles au clinicien. Une goutte de sang est étalée sur une lamelle au moyen d'une baguette de verre ; elle est ensuite desséchée par un mouvement rapide de va-et-vient imprimé à la lame. Dans cette préparation, on conserve leurs caractères anatomiques aux globules rouges et aux hématoblastes. Ces derniers, plus visqueux que les hématies et les leucocytes, se trouvent surtout en grand nombre au point où la goutte de sang a été déposée.

Quant aux hématies, leurs variations de forme, de

1. La préparation indiquée ici est suffisante pour les besoins de la clinique. Mais lorsqu'il s'agit de l'examen médico-légal des taches de sang, il est souvent nécessaire d'avoir recours à des procédés plus compliqués parmi lesquels on peut recommander ceux de Struve (*Virchow's Arch.*, LXXIX, p. 524) et de Schwartz (*Zeitschrift f. anal. Chemie*, t. XXI, p. 344).

dimension, de couleur sont facilement appréciées sur
ces préparations, ainsi que nous le verrons en étudiant
le sang pathologique.

Pour conserver la préparation, on dessèche la lamelle,
on verse dessus une goutte d'essence de cèdre; on
égoutte en inclinant la lamelle sur du buvard; on remplace ensuite l'essence de cèdre par une goutte de
baume dissous dans le xylol et on place la lamelle
sur une lame porte-objet. Il est très souvent utile
d'étudier le sang au moyen des
réactifs colorants qui seuls permettent d'y déceler nettement
des détails de structure des éléments anatomiques qui ont
une grande importance au point
de vue du diagnostic. Dans ce
cas, il est nécessaire d'agir sur
des globules inaltérables. Il faut
fixer les préparations; c'est ce
que l'on fait en laissant les préparations pendant une heure ou
deux sur la table à chauffer.

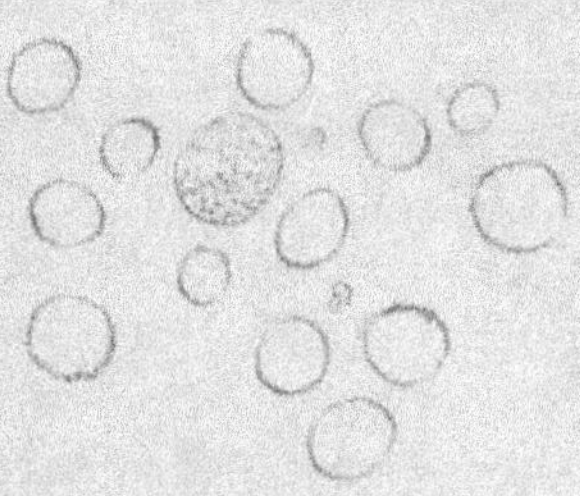

Fig. 6. — Préparation de
sang sec.

A côté de globules rouges
normaux se voient quelques
globules nains. Gr., 600.

Une fixation rapide s'obtient encore en exposant les
lamelles garnies de sang sec aux vapeurs dégagées par
une solution d'acide osmique à 1 0/0, pendant une demi-
minute.

Nous avons vu que parmi les couleurs d'aniline
employées, les unes étaient acides (*éosine, aurentia*, etc.)
et les autres basiques (*violet, bleu de méthyle, fuchsine*).
Les divers éléments anatomiques n'ont pas la même
élection pour ces diverses couleurs. C'est ainsi qu'à
l'état normal, les hématies se colorent sous l'action des
substances acides, tandis que les noyaux de leucocytes
(comme les bactéries) se colorent par les substances
basiques. Les granulations des leucocytes se colorant

normalement sous l'influence des réactifs neutres, les leucocytes normaux sont dits *neutrophiles*. Cependant un certain nombre peuvent présenter des granulations se colorant par l'éosine (*leucocytes éosinophiles*) ou par les substances basiques (*leucocytes basophiles*) [1].

Cette affinité des éléments figurés du sang pour des couleurs déterminées, est facile à mettre en évidence sur les préparations fixées par la chaleur et soumises à l'action d'un bain formé de substances colorantes acides et basiques, tel que le suivant. Mélangez 5 centimètres cubes de solution aqueuse saturée de fuchsine acide et 1 centimètre cube de solution aqueuse concentrée de bleu de méthyle basique, ajoutez 5 centimètres cubes d'eau distillée ; laissez reposer trois jours et filtrez. Ce réactif colore en rouge les hématies, tandis que les granulations des leucocytes prennent une teinte violette. Pour mettre en évidence les granulations éosinophiles, on obtient facilement de bonnes préparations en portant les lamelles 1° dans un bain d'hématoxyline, 2° dans une solution aqueuse étendue d'éosine. Les granulations éosinophiles teintes en rose se distinguent nettement autour des noyaux colorés en bleu.

Cette classification des leucocytes d'après l'affinité que possèdent leurs granulations pour les matières colorantes ne suffit pas ; on distingue encore trois variétés de leucocytes en se basant sur leurs dimensions et leur structure histologique.

La *première variété* comprend de petits éléments (*globulins de Robin*) de 6 à 7 μ 5 de diamètre possédant un noyau unique très volumineux ; la mince couche de protoplasma qui l'entoure est finement granuleuse.

---

1. ZAPPERT (*Centralblatt f. Klin. med.*, n° 19, 1892) a trouvé que, dans le sang normal, sur 100 leucocytes on pouvait compter de 1,5 à 4,5 cellules éosinophiles, soit de 60 à 200 par millimètre cube de sang.

La *seconde variété* est formée de leucocytes de 8 à 10 μ de diamètre dont la masse protoplasmique est beaucoup plus considérable relativement que dans la variété précédente, et qui possèdent un seul gros noyau à contours irréguliers ou des noyaux multiples.

Ce sont les leucocytes les plus nombreux puisqu'ils représentent les 2/3 du chiffre total.

Enfin, dans la *troisième variété*, se rangent des éléments ayant à peu près le même diamètre que les précédents, mais dont le protoplasma contient de grosses granulations réfringentes. Ces derniers éléments sont de beaucoup les moins nombreux puisqu'ils ne forment guère que 7 0/0 du chiffre total des leucocytes.

Les leucocytes des deux dernières variétés sont seuls mobiles.

NUMÉRATION DES ÉLÉMENTS DU SANG

Nous avons étudié jusqu'ici l'aspect des éléments figurés du sang normal. Il est nécessaire de savoir faire la numération de ces éléments.

Les éléments figurés du sang sont trop nombreux pour qu'on puisse les compter en se servant directement du sang tel qu'on l'obtient par piqûre. Il faut le diluer au moyen d'un liquide qui, sans altérer ces éléments, assure leur égale répartition. Au début de ses recherches sur la *numération des globules rouges*, Malassez se servait d'un sérum artificiel formé de : 1 volume d'une solution de gomme arabique d'une densité de 1,020, et 3 volumes d'une solution à parties égales de sulfate de soude et de chlorure de sodium ayant de même une densité de 1,020. Hayem, de son côté, recommande le liquide suivant :

Eau distillée	200 grammes.
Chlorure de sodium	1 gramme.
Sulfate de soude	5 grammes.
Bichlorure de mercure	0,50 centigr.

Bien d'autres liquides peuvent encore servir à diluer le sang : le sérum iodé, l'urine de diabétique, le liquide de ponction d'hydrocèle, le liquide amniotique de mouton, etc... En général un liquide approprié est fourni en même temps que le *mélangeur* destiné à faire la dilution du sang.

Le *mélangeur Potain*, le plus employé à cet effet, est représenté dans la figure 7. Il se compose d'un fin tube

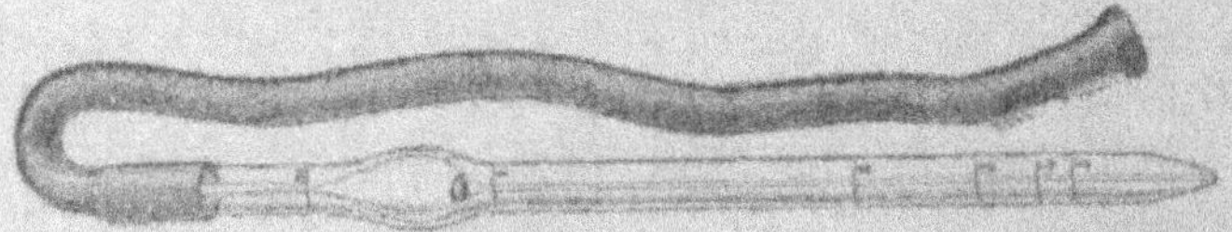

Fig. 7. — Mélangeur Potain.

capillaire muni d'une dilatation ampullaire au voisinage d'une de ses extrémités, à laquelle s'adapte un petit tube de caoutchouc.

Dans cette ampoule existe une petite boule de verre. La longue portion du tube, depuis le trait qui limite la portion ampullaire jusqu'à l'extrémité effilée, représente très exactement la centième partie de l'ampoule. Cette longue portion est elle-même divisée par des traits horizontaux qui en délimitent la moitié, le tiers, le quart et le cinquième.

Supposons que l'on veuille faire une dilution du sang au centième ; on plonge la pointe effilée du mélangeur dans la goutte de sang obtenue par la piqûre de la pulpe du doigt préalablement lavé et séché. On aspire doucement par le tube en caoutchouc. On s'arrête lorsque le sang aspiré est arrivé au niveau du trait 1.

Si l'on a dépassé le trait, on souffle très légèrement par le tube en caoutchouc et on essuie le sang à mesure qu'il sort de la pointe effilée. Souvent même, il suffit de passer simplement la pulpe du doigt sur cette pointe pour faire baisser la colonne sanguine de la quantité nécessaire.

Le tube capillaire est donc exactement rempli de sang depuis le trait 1 jusqu'au bout de la pointe. On aspire alors le sérum de dilution qui pénètre dans le réservoir

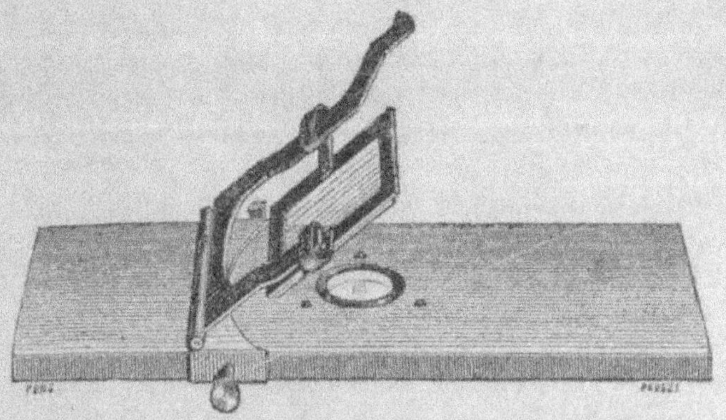

Fig. 8. — Chambre humide.

ampullaire où il a été précédé par le sang. On s'arrête quand le liquide affleure le trait 101.

Pour rendre le mélange homogène on agite l'instrument en tous sens afin que la petite boule contenue dans l'ampoule brasse intimement le liquide.

Si on avait voulu une dilution du sang à $\frac{1}{200}$, à $\frac{1}{300}$, à $\frac{1}{500}$, il aurait suffi d'aspirer du sang jusqu'au trait 2, 3, 5.

Au contraire, pour faire un mélange à $\frac{1}{50}$, on remplit deux fois de suite la longue portion du tube avec le sang avant d'y introduire le liquide de dilution.

Il s'agit maintenant d'obtenir des préparations microscopiques de mélange sanguin ayant juste une épaisseur voulue et d'y compter les globules sanguins contenus dans une étendue déterminée. C'est ce qu'on obtient au moyen de la *chambre humide graduée de Malassez*. Un couvre-objet reposant sur des vis qu'on peut faire saillir plus ou moins au-dessus du porte-objet permet d'avoir des préparations de mélange sanguin d'une épaisseur uniforme et connue. En outre, le porte-objet présentant à sa surface un réseau micrométrique, il est possible de limiter avec précision des étendues déterminées de la préparation et d'y compter facilement les globules sanguins. En général les chambres humides sont réglées pour donner des préparations de $\frac{1}{5}$ de millimètre d'épaisseur.

Le réseau micrométrique est formé de rectangles ayant $\frac{1}{5}$ de millimètre de long sur $\frac{1}{4}$ de millimètre de large. L'épaisseur de la préparation étant de $\frac{1}{5}$ de millimètre, chaque rectangle délimite alors un volume de $\frac{1}{100}$ de millimètre cube.

Pour faciliter la numération, chaque rectangle est lui-même subdivisé en vingt petits carrés (cinq rangées de quatre carrés).

L'opération est très simple : on commence par faire sortir du mélangeur en soufflant par le tube en caoutchouc les premières parties du liquide qui n'ont pas pris part au mélange; puis on dépose une gouttelette sur le porte-objet de la chambre humide; on rabat doucement le compresseur sur les vis et sur la gouttelette, et on porte la chambre humide sous un microscope.

Le grossissement doit être assez fort pour qu'on puisse voir distinctement les globules rouges, et assez faible cependant pour que le champ embrasse au moins un rectangle entier. C'est ce qu'on obtient avec un grossissement de 100 à 150. Une précaution indispensable consiste à maintenir la chambre humide constamment dans un plan horizontal, sans quoi les globules se porteraient vers les parties déclives.

On met au point et on voit alors en même temps les globules et le réseau micrométrique. On compte les globules rouges compris dans un des rectangles. Pour cela, on passe successivement en revue chacune des tranches verticales de quatre carrés. Pour éviter les erreurs dues aux globules qui se trouvent à cheval sur les raies du quadrillage, on peut par exemple ne compter comme faisant partie d'un carré que ceux occupant les lignes d'en haut et de droite. Ceux qui sont sur les autres lignes et qu'on laisse de côté seront comptés dans les carrés de dessous et de gauche.

Si l'on s'est servi d'une chambre humide de $\frac{1}{5}$ de millimètre d'épaisseur, on a compté dans un rectangle les globules rouges contenus dans $\frac{1}{100}$ de millimètre cube du mélange ; si d'autre part la dilution a été faite au centième, le nombre trouvé correspond au nombre de globules contenus dans la 10,000e partie d'un millimètre cube du sang analysé. Il faut donc, pour avoir le nombre de globules rouges renfermés dans un millimètre cube de sang, multiplier par 10,000 celui trouvé dans un des rectangles.

En faisant la numération pour plusieurs rectangles voisins, et en prenant la moyenne, on diminuera beaucoup les chances d'erreur notable.

Le sang normal contient de 4 à 5 millions de globules rouges par millimètre cube.

La *numération des globules blancs* peut se faire de la même façon que celle des hématies. Mais leur nombre étant beaucoup moins considérable, les dilutions devront être moins fortes, et il sera nécessaire de faire plusieurs numérations pour en prendre la moyenne.

Thoma (de Heidelberg) est l'auteur d'un procédé qui

permet d'embrasser, dans un seul champ microscopique, un grand nombre de leucocytes; ce procédé consiste à rendre transparente la couche des globules rouges à l'aide de l'acide acétique qui n'a d'autre action sur les leucocytes que de rendre leurs noyaux plus apparents. Le sang recueilli dans un mélangeur Potain est dilué au dixième. Le liquide de dilution est de l'eau acidulée d'acide acétique dans la proportion de $\frac{1}{300}$. Les globules rouges sont rapidement dissous et les globules blancs apparaissent très faciles à dénombrer dans la chambre humide de Malassez.

On admet en général qu'un millimètre cube de sang contient en moyenne 6,000 leucocytes. Ce chiffre, comme nous le verrons, est sujet à d'assez fortes variations.

Quant à la numération des hématoblastes, c'est une opération délicate : avec la plupart des liquides salins artificiels, ils ont de la tendance à se réunir en masses mûriformes. Il faut alors se servir d'urine de diabétique ou de liquide amniotique de mouton pour faire les dilutions de sang. En outre, il faut avoir soin de n'employer que la première goutte de sang qui sort de la plaie, parce que les hématoblastes s'accolent rapidement aux bords de la plaie. Enfin, il est bon de se servir d'un objectif à immersion homogène, à cause de l'extrême pâleur des éléments. Hayem indique comme chiffre normal 250,000 hématoblastes par millimètre cube.

Les chiffres de 5 millions de globules rouges, 6,000 globules blancs, 250,000 hématoblastes par millimètre cube sont des chiffres moyens, sujets à de sensibles variations avec l'âge, le sexe, l'état de digestion et de jeûne.

Chez le nouveau-né, le chiffre des hématies peut s'élever jusqu'à près de 7 millions par millimètre cube et celui des leucocytes jusqu'à 20,000. Les hématoblastes, d'abord peu nombreux, atteignent progressivement le chiffre normal, une semaine après la naissance.

Le sang de l'enfant est en général moins riche en globules rouges que celui de l'adulte.

Chez la femme, la moyenne physiologique des globules rouges est légèrement inférieure à celle de l'homme.

La vieillesse n'apporte pas de modification notable dans le nombre des éléments du sang.

Quant à l'influence de l'alimentation, les carnivores ont un plus grand nombre de globules rouges que les herbivores. Le jeûne amène une augmentation constante des globules rouges. Leur valeur en hémoglobine reste stationnaire pendant le premier septénaire, puis décroît avec rapidité.

La menstruation produit une augmentation du nombre des globules rouges en même temps qu'une diminution de la richesse du sang en hémoglobine ; comme après toutes les hémorragies, le nombre des hématoblastes augmente très rapidement.

CHROMOMÉTRIE

S'il est important de connaître la quantité d'hématies renfermées dans un millimètre cube de sang, il n'est pas moins utile de savoir quelle est la valeur de ces hématies, quelle est leur teneur en hémoglobine.

Bien que la chromométrie sorte un peu du cadre de cet ouvrage, l'hématimétrie et la chromométrie sont deux opérations qui se complètent à ce point l'une l'autre, que nous devons dire ici un mot du dosage de l'hémoglobine par les méthodes chromométriques.

On appelle *richesse globulaire* (R) la quantité d'hémoglobine contenue dans un millimètre cube de sang. *La valeur globulaire* (G) est la quantité d'hémoglobine contenue dans chaque globule. A l'état normal la valeur globulaire équivaut à l'unité. G = 1. Alors, la richesse globulaire est égale au nombre des hématies, 5,000,000 environ par millimètre cube. R = N (*nombre des hématies*).

Si donc on connaît la richesse d'un millimètre cube de sang en hémoglobine, il suffit, pour avoir la valeur globulaire, de diviser le chiffre qui exprime la richesse globulaire par le nombre d'hématies contenues dans le millimètre cube de sang. $G = \frac{R}{N}$.

Le dosage de l'hémoglobine se fait d'une façon très simple au moyen de l'appareil chromométrique de Hayem, qui se compose d'un double réservoir de verre et d'une échelle de rondelles de papier, de teintes plus ou moins foncées. On remplit l'un des deux petits réservoirs d'une solution à titre connu du sang à examiner ; l'autre réservoir est rempli d'eau distillée. Au-dessous de ce dernier on fait passer successivement les rondelles coloriées de plus en plus foncées jusqu'au moment où on arrive à en trouver une possédant une coloration équivalente à celle de la dilution du sang. Chaque teinte coloriée représente une solution de sang titrée et donne le résultat cherché.

Supposons, pour fixer les idées par un exemple, que dans un cas donné la richesse globulaire (R) soit de 3 millions et N le nombre d'hématies par millimètre cube de 3 millions.

G valeur globulaire = 1 = normale. L'hématimétrie et la chromométrie combinées montrent ici que, si d'une part il y a diminution du taux normal des hématies, d'autre part la valeur globulaire de ces hématies reste normale, ce qui évidemment est beaucoup moins grave que si N = 3,000,000, la richesse globulaire s'abaissait à 1,500,000. Dans ce cas, en effet, la valeur globulaire ne serait plus que de 0,5, c'est-à-dire moitié de la normale [1].

SANG PATHOLOGIQUE

Dans l'examen microscopique du sang pathologique, les recherches peuvent porter sur quatre ordres de faits :

1° Les variations numériques des éléments figurés ;

2° Les altérations de ces éléments ;

3° Le mode de coagulation de la fibrine ;

4° La présence dans le sang d'éléments anormaux (*cristaux*, *parasites*, etc...).

1° VARIATIONS NUMÉRIQUES DES ÉLÉMENTS FIGURÉS.

a) Globules rouges. — Les variations dans le nombre des globules rouges sont facilement reconnues par la

---

1. Le cadre restreint de cet ouvrage ne nous permet pas de faire l'étude de l'*état physique* du sang. Nous ne pouvons que renvoyer le lecteur aux travaux récents relatifs à cette étude. Schmaltz (*Congrès de méd. intern. de Wiesbaden*, av. 1891) a décrit un ingénieux procédé de pesée donnant très exactement le poids spécifique du sang. Hammerschlag, par une méthode spéciale, arrive à déterminer la densité du sérum (anal. in *Bull. Méd.*, 1892, p. 984), et, sous le nom d'*hydrémie*, désigne les cas dans lesquels le sérum sanguin est plus aqueux qu'à l'état normal.

Nous renvoyons de même aux ouvrages spéciaux pour l'étude spectroscopique du sang.

numération des globules. Ces variations nous occuperont peu ici. Une saignée, une hémorragie quelconque déterminent une diminution brusque du nombre des hématies. D'une façon générale, on peut dire que chaque fois qu'il y a soustraction d'une certaine quantité de liquide à l'organisme (*transpiration*, *diarrhée*, etc.), on observe une augmentation du nombre des hématies contenues dans un millimètre cube.

Il existe une hyperglobulie qu'on peut qualifier de physiologique et qui est spéciale aux pays chauds. Maurel à la Guadeloupe, Marestang à la Guyane et Eijkmann aux Indes Hollandaises ont constaté normalement une augmentation du nombre des globules rouges, variant de 500,000 à un million. Cette suractivité hématopoiétique serait un phénomène de compensation : l'excès de globules et d'hémoglobine parerait à l'anoxhémie dont les conditions météoriques menacent dans ces latitudes tout sang européen. Au point de vue physiologique, on a noté que le nombre des globules rouges se trouvait accru à la suite des repas et par le séjour dans les hautes altitudes. M. Viault a montré que, dans ces conditions, le nombre des globules rouges pouvait au bout de quelques jours atteindre, 7,300,000 et même 7,900,000 [1].

D'autre part, il y a diminution du chiffre des hématies (*oligocythémie*), dans tous les cas où la nutrition est enrayée par des troubles digestifs, circulatoires, nerveux, par des intoxications.

Le nombre des globules rouges, qui est normalement

---

1. Une *hyperglobulie persistante* accompagnant ou déterminant peut-être une cyanose chronique existe dans une affection étudiée par Vacquez (Sur une forme spéciale de cyanose, *Bull. Med.*, mai 1892). Chez un malade soumis à son observation, il a trouvé de 8,200,000 à 9,130,000 hématies par mm. cube. G = 1,65 : le sang était en outre très alcalin.

de 5 millions par millimètre cube, peut tomber à 2 et
1 million. Dans l'anémie pernicieuse, on a pu ne trouver
que 300,000 globules. La numération des hématies
doit toujours être complétée par la chromométrie.

Il serait oiseux de passer en revue les variations
numériques qui peuvent se produire dans le nombre
des globules rouges au cours des diverses affections.
Nous indiquerons les principales dans l'étude des différents cas où l'examen du sang peut avoir de l'importance pour le clinicien.

b) Globules blancs. — La diminution du chiffre des leucocytes, qui normalement est de 6,000 par millimètre
cube, se produit dans les mêmes conditions que la
diminution du chiffre des hématies, c'est-à-dire dans
les fièvres prolongées, les anémies graves, etc...

Quand le chiffre des globules blancs dépasse 10,000
par millimètre cube, il doit être considéré comme étant
au-dessus de la normale.

L'augmentation du nombre des globules blancs s'observe dans de nombreux états morbides.

Le type de ces états morbides est la *leucémie* ou *leucocythémie*; dans cette affection, *au début*, les globules
blancs possèdent les caractères des leucocytes normaux,
et leur nombre ne tend guère à diminuer. On appelle
leucocytose toute augmentation du nombre des globules
blancs qui est indépendante de la leucocythémie.

La *leucocytose* est *passagère* dans un grand nombre
de conditions pathologiques. On observe en général une
leucocytose transitoire après les hémorragies. Il en
est de même dans les suppurations : dans l'infection
purulente, dans le phlegmon, l'angine phlegmoneuse, etc., on trouve une leucocytose très marquée.
Dans la variole, Brouardel indique comme signe pathognomonique d'une suppuration prochaine l'augmentation très rapide et notable du nombre des globules blancs.

Depuis longtemps déjà, Coze et Feltz ont signalé l'existence d'une leucocytose passagère dans la plupart des maladies infectieuses. D'une façon générale, on peut dire que tout état fébrile entrave l'évolution du sang et y détermine des altérations qui sont l'indice d'une participation du sang au processus inflammatoire. L'immense majorité des états infectieux s'accompagne d'une leucocytose, au moins au début : on a étudié cette leucocytose transitoire dans les septicémies (Coze et Feltz), dans le scorbut (Laboulbène), dans la morve (Delafond, Kiener, Bouley), dans l'érysipèle (Vulpian et Troisier), la pneumonie (Hayem, Grancher), la diphtérie (Gilbert), etc...

De ces nombreuses recherches, on peut déduire une loi générale qui souffre, il est vrai, des exceptions, que les *états infectieux provoquent l'apparition d'une leucocytose dont la courbe suit parallèlement la courbe thermique*. La connaissance de cette leucocytose peut être d'un précieux secours pour le diagnostic de certaines infections au début.

C'est ainsi que Cuffer attache une grande importance à l'augmentation du nombre des globules blancs pour le diagnostic de la période prégranulique, lorsqu'à ce signe se trouvent joints d'autres symptômes : splénomégalie légère, fièvre à marche spéciale, etc...

On a même été plus loin; attribuant à l'action phagocytaire des leucocytes un rôle puissant dans la guérison des maladies infectieuses, on a voulu dans certains cas trouver, dans une leucocytose plus ou moins abondante, un élément de pronostic. C'est ainsi que, pour la pneumonie, Tchistovitch indique l'absence de leucocytose comme étant l'indice d'un pronostic défavorable. Nous avons eu plusieurs fois l'occasion de constater l'exactitude de cette assertion. Comme leucocytose passagère, nous citerons encore une leucocytose dite médicamenteuse, qui se produit surtout sous l'influence des amers, des essences, etc... Enfin, il existe une leucocytose consécutive aux applications froides. D'après Winternitz, le nombre des leucocytes s'élèverait à la suite des bains froids, au double ou au triple du chiffre normal ; cette leucocytose a presque toujours disparu au bout de deux heures.

A côté des leucocytoses transitoires si fréquentes au cours d'états morbides variables, il existe des *leucocytoses permanentes* dans des affections autres que la leucocythémie. C'est ainsi que chez les malades porteurs de néoplasies malignes, il est de règle de constater une augmentation dans le nombre des globules blancs. On compte souvent dans ces cas 15 ou 20,000 leucocytes par millimètre cube. Dans un cas de cancer du corps thyroïde, Hayem en a même trouvé 70,000. La constatation de cette leucocytose peut donc avoir une importance considérable dans les cas où le diagnostic est incertain.

Alexandre, qui a étudié la leucocytose dans les cancers [1], arrive aux conclusions générales suivantes : les ostéosarcomes s'accompagnent toujours d'une leucocytose très nette ; les lymphosarcomes offrent aussi une leucocytose constante. Dans les épithéliomas non suppurés, on ne trouve jamais de leucocytose, sauf parfois dans le cas de cancer du sein.

C. Hématoblastes. — Le nombre de ces éléments qui, normalement, est de 250,000 par millimètre cube, peut varier considérablement à l'état pathologique.

Dans les anémies graves, à la fin des fièvres de longue durée, dans la période fébrile des maladies aiguës, on observe une diminution dans le nombre des hématoblastes.

Une augmentation du nombre des hématoblastes, une *poussée hématoblastique*, se voit chaque fois qu'il

1. Th., Paris, 1887.

y a tendance à la rénovation du sang, constituant le phénomène principal *de la crise hématique* (Hayem).

Cette poussée hématoblastique se produit immédiatement après les hémorragies, après la période fébrile des maladies aiguës. Sa durée est alors passagère, parce que ces hématoblastes se transforment rapidement en hématies.

Au contraire, une augmentation durable du nombre des hématoblastes se produit quand, dans l'effort de réparation du sang, les ressources de l'organisme sont insuffisantes et que les hématoblastes ne parviennent pas à se transformer en hématies. C'est ce qu'on voit dans la chlorose, les anémies symptomatiques, etc...

2° Altérations des éléments du sang.

A. Globules rouges. — Tout d'abord, on peut observer *des modifications dans les dimensions des hématies*.

Expérimentalement, il est démontré que la lenteur et la difficulté de l'absorption de l'oxygène déterminent une diminution du volume des hématies. A l'état pathologique, le sang peut renfermer un nombre considérable de globules nains (3 à 6 µ de diamètre). Charcot et Vulpian ont signalé ce fait chez un leucocythémique. *Les globules nains* sont nombreux à la fin des maladies aiguës, dans les anémies graves, etc..., chaque fois en somme que la nutrition est entravée au cours d'un état pathologique [1].

[1]. Au point de vue clinique, on a parfois attaché une importance considérable à la présence dans le sang de nombreux globules rouges très petits se distinguant par leur forme sphérique, leur coloration plus intense, leur isolement constant dans le champ du microscope (*Microcytes* de Vanlair et Masius). Ces éléments ont été considérés comme le dernier stade de modification morphologique des globules rouges dans la rate

En même temps que des *globules nains* on peut trouver dans le sang des *globules géants*, hématies volumineuses, dont le diamètre atteint parfois 15 μ.

La présence dans le sang de globules nains ou de globules géants n'est caractéristique d'aucun état pathologique, et ne peut servir à diagnostiquer aucune des modalités de l'anémie. Ce que l'on peut dire cependant, c'est que dans les anémies de moyenne intensité, ce sont les globules nains qui prédominent, tandis que dans les états graves, le chiffre des globules géants augmente d'une façon très notable.

Nous avons déjà indiqué les *modifications de forme* imputables à l'opérateur lui-même. Des modifications de forme des hématies (*poikilocytose*) peuvent préexister dans le sang en circula-

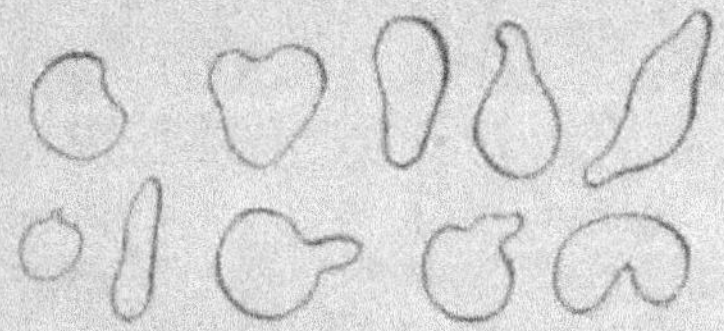

Fig. 9. — Hématies déformées.

Préparation de sang frais dans un cas d'anémie scorbutique. Gr. 1,000 D.

tion et les hématies peuvent se présenter sous des aspects bizarres et variés, sans toutefois perdre leur forme biconcave. « Supposez, dit Hayem, qu'on prenne un disque mou, biconcave, à bord épais et malléable, qu'on le saisisse à pleines mains, qu'on l'étire de manière à en altérer la forme circulaire ; puis, que

avant leur destruction dans le foie. Leur présence dans la circulation semblait alors la conséquence naturelle soit d'une exagération des fonctions de la rate, soit d'un ralentissement dans les fonctions de l'organe hépatique. En réalité, il est possible de faire apparaître des microcytes dans le sang normal en le diluant dans certains liquides (solution de sulfate de soude, urine, etc...). Il est donc probable que dans certains états pathologiques le sérum renferme quelque produit toxique pour les globules, qui ont alors de la tendance à prendre en dehors des vaisseaux les formes de microcytes.

sur divers points de ses bords on soulève des prolongements variables, on aura ainsi une idée des divers aspects que peuvent prendre les globules rouges. Tout en restant biconcave, le disque deviendra ovalaire, piriforme, fusiforme ou plus irrégulier encore, tandis que le bord portant un ou plusieurs prolongements formera avec le corps de l'élément, l'image d'une raquette, d'une cornue, d'un marteau, ou même d'un corps tellement irrégulier qu'il échappe à toute comparaison. »

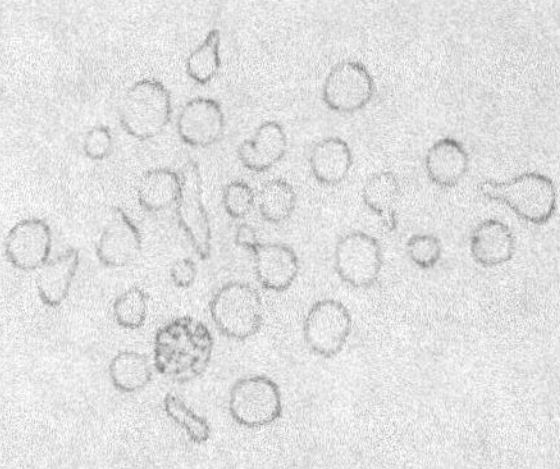

Fig. 40. — Préparation de sang sec (anémie scorbutique.)

Nombreux mycrocytes ; hématies déformées ; peu d'hématies normales. Gr. 500 D.

Outre ces modifications de forme, les hématies peuvent présenter des *altérations d'ordre chimique* consistant en une raréfaction de l'hémoglobine ou en une modification anomale de cette hémoglobine. En combinant la numération des globules et la chromométrie, on arrive facilement à fixer la valeur de chaque globule en hémoglobine, c'est-à-dire la valeur globulaire. (V. page 40.) Si le taux de l'hémoglobine s'abaisse plus que le chiffre des hématies, la *valeur globulaire* devient inférieure à la normale. Dans le cas contraire, elle lui est supérieure : ce fait se produit fréquemment lorsque le sang contient un grand nombre de globules géants, dans les anémies extrêmes, dans les cachexies, etc... L'augmentation de la valeur globulaire n'est nullement caractéristique de l'anémie pernicieuse comme l'ont cru certains auteurs.

La connaissance de la valeur globulaire a une importance considérable au point de vue du pronostic : *à richesse globulaire égale, le pronostic est d'autant plus bénin que la valeur globulaire est plus faible, c'est-à-dire que le chiffre des hématies est plus élevé.*

Dans les cas d'aglobulie intense, l'hémoglobine peut présenter une altération remarquable dans sa qualité : au lieu de se conserver indéfiniment par préparation sèche sans perdre leur hémoglobine, les globules rouges s'entourent au bout de plusieurs jours d'un cercle de cristaux très petits, jaunâtres, d'abord isolés, qui se réunissent ensuite en formant une arborisation plus ou moins étendue. Dans certains ictères graves, cette apparition de cristaux est très rapide. Enfin, Ritter a signalé ce fait dans les empoisonnements par l'antimoine, l'arsenic, le phosphore, l'injection dans le sang du taurocholate de soude.

Dans les états infectieux graves, les hématies subissent des altérations qualitatives mal définies consistant en une transformation hors des vaisseaux en corpuscules pâles ou incolores (*chlorocytes* et *achromatocytes* de Hayem). Watkins qui a étudié le sang dans le cas de vaccination anticholérique, dit qu'un jour après le premier vaccin, tous les globules rouges sont crénelés et semblent remplis de granulations. Cet état crénelé des globules se retrouverait chez les sujets convalescents du choléra.

Des modifications qualitatives plus mal connues encore dans leur nature déterminent une diffluence des globules sanguins qui s'agglutinent de façon à présenter l'aspect « de mares d'un teint jaune rougeâtre dans lesquelles les contours des globules ne sont plus visibles ». Coze et Feltz ont signalé ce fait dans la scarlatine; nous l'avons observé dans plusieurs cas de purpura scorbutique. — Hayem a insisté sur l'augmentation de la viscosité des hématies qui, dans certaines cachexies, dans la cirrhose hypertrophique avec ictère, au lieu de former des îlots disséminés, se soudent en une masse commune.

4

Les hématies normales sont immobiles. A l'état pathologique, il est fréquent de trouver des *hématies présentant des mouvements* dont Hayem a reconnu quatre modalités : certains globules rouges ont des mouvements amiboïdes analogues à ceux des leucocytes ; chez d'autres on voit se produire un ou plusieurs prolongements tentaculaires doués de mouvements de balancement ; d'autres globules oscillent sur place et se présentent tantôt de face, tantôt de profil. Enfin, certaines hématies ayant l'aspect de bâtonnets noueux, pouvant atteindre 10 à 12 µ de long, se déplacent assez rapidement dans le liquide.

Cette contractilité des hématies constatée par Friedreich, Laschkewitsch, etc., serait pour von Jaksch, Maragliano et Castellino, une façon de manifester leur souffrance : les déformations des hématies dans les diverses anémies seraient la conséquence de leur contractilité.

Si ces diverses modifications (pâleur des hématies, déformation, contractilité, etc...) correspondent réellement à des altérations qualitatives, ces altérations doivent avoir pour résultat de modifier les aptitudes colorantes des globules. Des recherches récentes montrent en effet que, contrairement aux hématies saines qui sont éosinophiles, les hématies des anémiques se colorent dans leurs portions altérées sous l'influence des couleurs basiques. Il existe donc une véritable *inversion des réactions histochimiques* du protoplasma globulaire (Gilbert).

Telles sont les principales modifications que peuvent présenter des globules rouges dans les divers états pathologiques où ces éléments sont altérés [1].

B. Globules blancs. — Comme pour les globules

1. Synthétisant ces nombreuses altérations des hématies en rapport avec les processus dégénératifs, Ehrlich distingue trois formes principales de dégénération des globules rouges : *a)* des

rouges, on peut trouver dans le sang des formes naines dont le diamètre est inférieur à 6 μ et des formes géantes atteignant 20 μ. Ces formes pathologiques sont en général immobiles.

Les leucocytes peuvent présenter des altérations qualitatives notables telles que l'infiltration par des granulations graisseuses et l'infiltration hémoglobique. Dans certains cas de leucémie médullaire, on a signalé la présence dans le sang de nombreux leucocytes volumineux, infiltrés par des granulations à bords réfringents, insolubles dans l'acide acétique.

Mais les modifications les plus importantes des leucocytes consistent dans les variations des réactions colorantes de leurs granulations protoplasmiques. Tandis qu'à l'état normal les leucocytes éosinophiles sont en quantité très minime, 2 0/0 environ, leur nombre tend à augmenter considérablement dans certains états pathologiques, surtout au cours de la leucémie. Zappert a constaté cette augmentation des cellules éosinophiles au cours d'un grand nombre d'affections internes et de maladies cutanées. C. von Noorden a étudié [1] les variations numériques des cellules éosinophiles dans le sang des asthmatiques. Il semble résulter des observations faites par l'auteur que le nombre de ces cellules subit une augmentation considérable et rapide à l'approche d'un accès d'asthme [2].

poïkilocytes ou schistocytes résultant d'une déformation des hématies ; *b*) des éléments hématiques plus ou moins déformés présentant une dégénérescence anémique rentrant probablement dans le groupe des nécroses de coagulation ; *c*) des éléments atteints de dégénération hémoglobinémique : à l'intérieur de l'hématie il existe un ou deux corpuscules constitués par une modification de l'hémoglobine.

1. *Zeitschrift f. Klin. med.*, t. XX, fasc. 1, 2, 1892.

2. Zappert est d'ailleurs l'auteur d'une méthode destinée à compter les cellules éosinophiles renfermées dans le sang frais.

C. Hématoblastes. — Les altérations des hématoblastes sont encore peu connues. Ils peuvent présenter des formes géantes (5 à 7 μ) dont la signification est peu précise.

Dans les mêmes conditions que les hématies, les hématoblastes ont une vulnérabilité spéciale, ils s'altèrent très vite en donnant parfois naissance à des cristaux. Dans un certain nombre d'affections, les hématoblastes possèdent une viscosité spéciale. Ils ont alors de la tendance à s'agglomérer pour donner naissance à des petites concrétions ou *plaques phlegmasiques* (Hayem).

3° Modifications du processus de coagulation.

Lorsque, au lieu d'être très discret et presque invisible sur la préparation, au moment de la coagulation, le réseau fibrineux, par suite de l'épaississement et de l'augmentation du nombre de ses fibrilles, devient facilement visible; lorsque, à cette apparition d'un réticulum notable s'ajoute une augmentation du nombre des globules blancs et une disposition spéciale des hématies

Il se sert pour cela d'un compte-globules ordinaire. Le liquide de dilution qu'il emploie est une solution d'acide osmique à 1 0/0. Après avoir recueilli le sang nécessaire dans la longue portion du mélangeur (v. plus haut p. 34), il aspire du liquide de dilution jusqu'à la moitié du renflement du mélangeur; il le remplit alors avec une solution composée de :

Eau distillée	55	parties.
Glycérine neutre	45	—
Sol. aq. d'éosine à 1 0/0	17	—

Il est nécessaire, pour avoir un bon résultat, de brasser le mélange pendant 1 à 2 minutes afin de fixer l'acide osmique sur les cellules éosinophiles. La numération se fait au moyen de la chambre humide ordinaire : les cellules éosinophiles légèrement granuleuses présentent une coloration rouge sombre spéciale.

qui tendent à former non plus des îlots isolés au milieu
des mers plasmatiques, mais des amas compacts à
bords peu sinueux qui se touchent par leurs extrémités
et limitent des lacs, on dit que le sang a les caractères
du sang phlegmasique.

L'étude des modifications du processus de coagulation a une grande importance au point de vue clinique :
certains états morbides donnent en effet d'une façon
constante, au sang, des caractères phlegmasiques,
tandis que d'autres ne déterminent jamais l'apparition
de ces caractères.

Le type phlegmasique franc apparaît surtout dans la
pneumonie fibrineuse, le rhumatisme articulaire aigu,
la goutte aiguë. Dans ces affections qui se terminent
rapidement par la guérison, le réticulum fibrineux s'af-
faiblit de jour en jour et le sang reprend lentement ses
caractères normaux.

Les principales affections qui n'impriment pas au
sang les caractères phlegmasiques sont : la fièvre
typhoïde, la fièvre intermittente, la tuberculose aiguë,
l'anémie pernicieuse progressive ; quand, au cours de
ces affections, le sang prend les caractères phlegmasiques, on doit songer à une complication.

Entre ces deux groupes d'affections, il y a place pour
un groupe intermédiaire constitué par des maladies
qui présentent à un moment de leur évolution un *type
phlegmasique atténué* : la proportion de leucocytes reste
faible, le réticulum fibrineux est formé de fibrilles moins
volumineuses et moins nombreuses que dans le type
phlegmasique franc.

De ces faits il résulte que l'examen d'une couche
mince de sang facilitera le diagnostic du praticien hésitant entre différentes affections. C'est ainsi que dans un
cas où une accouchée paraissait atteinte de fièvre
typhoïde, l'examen du sang conduisit à admettre une

lésion inflammatoire : l'autopsie montra en effet une
phlébite suppurée des sinus utérins (Hayem).

L'augmentation notable de la fibrine dans la fièvre
herpétique et bon caractère permettant de différencier
cette affection de la fièvre typhoïde.

4° ÉLÉMENTS ANOMAUX DU SANG.

Dans les conditions normales chez l'adulte, la régé-
nération du sang se fait par la transformation des
hématoblastes en hématies. Ce n'est pas là le seul mode
d'hématopoïèse; chez le nouveau-né et dans certains
états anémiques chez l'adulte, il paraît se produire une
réaction spéciale du côté des organes dits hématopoïétiques. Cette réaction a pour résultat la formation *de
cellules rouges nucléées*, éléments anomaux chargés
d'hémoglobine, aux dépens de certaines cellules du
foie de la rate et de la moelle des os.

Ces cellules rouges, où on n'observe pas de noyaux
plus petits que 2 μ 5, sont absolument distinctes des
hématies nées des hématoblastes. Ces éléments se distinguent facilement sur les préparations sèches traitées
par l'eau iodoiodurée :

Iode........................	1 gramme.
Iodure de potassium...........	5 grammes.
Eau distillée..............	200 —

Sous l'action de l'iode, le corps de la cellule rouge,
moins coloré que celui des hématies vulgaires, prend
une teinte acajou plus claire que la teinte de celles-ci.
Les noyaux de ces cellules apparaissent dans ces conditions, remplis de granulations qui prennent une teinte
acajou foncée.

Les cellules rouges peuvent présenter différents types
variables selon leur âge : C'est ainsi que l'on peut

trouver : 1° des cellules rouges à un noyau rond, *a*) grand dans un corps cellulaire mince peu coloré, type jeune ; *b*) moyen dans un corps cellulaire intermédiaire ; *c*) petit dans un corps cellulaire très coloré, type vieux ; 2° des cellules à noyau trifolié ; 3° des cellules à noyau présentant les différentes phases de la karyokinèse.

Chez l'adulte, une anémie intense et de longue durée est nécessaire pour faire réapparaître la fonction fœtale des organes hématopoïétiques et par conséquent la présence de cellules rouges dans le sang. Chez le nouveau-né, au contraire, il suffira d'une anémie d'autant moins intense, d'autant moins longue que le malade sera plus jeune (Luzet).

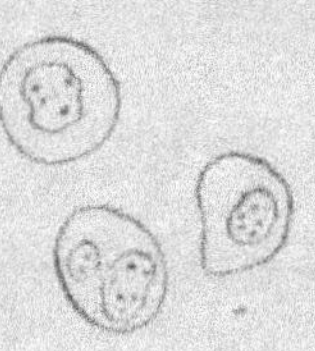

Fig. 11. — Cellules rouges nucléées.

En colorant la préparation de sang sec par l'euriodoiodurée, on voit les noyaux colorés en jaune acajou avec des granulations foncées dans leur intérieur (leucémie splénique). Gr. 800 D.

D'une façon générale, on peut dire que quand les cellules rouges existent en grand nombre dans les anémies extrêmes, le pronostic devient très grave.

D'autres éléments anatomiques anomaux peuvent encore se rencontrer dans le sang.

Hayem y a signalé la présence de cellules endothéliales détachées de la tunique interne des vaisseaux.

Simon, Hanot et Gilbert ont noté l'existence de cellules cancéreuses dans des cas de néoplasies malignes.

Outre ces éléments cellulaires on peut trouver dans le sang des éléments organiques divers : pigments, graisse, etc...

Les *granulations graisseuses*, qui existent en minime quantité à l'état normal, surtout après le repas, peuvent dans certains cas être en proportion assez forte pour donner au sang une couleur d'un blanc laiteux (galactémie).

Cette abondance de granulations graisseuses s'observe surtout dans l'alcoolisme, le diabète, dans certaines affections des reins. Charcot a signalé dans le sang des cristaux octoédriques ne différant de la tyrosine que par leur solubilité dans l'acide acétique, considérés comme constants dans la leucémie.

Le sérum du sang dans la goutte contient une quantité notable d'acide urique. La démonstration s'en fait très simplement par le *procédé du fil* de Garrod : on recueille dans un verre de montre 4 grammes de liquide obtenu avec une ventouse scarifiée placée loin du siège de la fluxion goutteuse ; on y ajoute 6 gouttes d'acide acétique ordinaire titré à 28 0/0, on y plonge quelques brins de fil écartés les uns des autres et on laisse l'évaporation se faire à une température inférieure à 20° jusqu'à dessiccation presque complète de la sérosité, ce qui demande de 20 à 30 heures.

Les fils examinés au microscope apparaissent tapissés de cristaux rhomboédriques d'acide urique insoluble dans l'eau. (Voir les caractères de ces cristaux dans la partie qui traite des sédiments urinaires.)

L'acide urique en excès dans le sang a été démontré à toutes les périodes dans les formes aiguës et chroniques de la goutte.

On a trouvé parfois dans le sang goutteux de l'acide oxalique résultant du dédoublement possible de l'acide urique.

Nous indiquerons encore pour mémoire la présence possible de cristaux de *cholestérine* (Picot) dont nous étudierons plus loin les caractères.

Les *granulations mélaniques* se voient surtout dans le paludisme. Dans cette affection, le pigment mélanique se trouve dans le sang sous forme de fines granulations ou de fragments irréguliers mesurant un ou plusieurs μ de diamètre. Ce pigment peut être libre dans le plasma, sous forme de granulations noirâtres isolées ou rassemblées en cylindres courts paraissant être les moules des capillaires. Le plus souvent le pigment est renfermé dans le protoplasma des leucocytes et des hématozoaires. Il apparaît au cours des accès et disparaît rapidement après.

La composition de ce pigment mélanique est inconnue. *On ne peut y déceler le fer.*

Il résiste aux acides forts, même bouillants : sous l'action de la potasse et de l'ammoniaque, il pâlit et prend une teinte jaune chamois. Le sulfhydrate d'ammoniaque le dissout (Kiener).

Un pigment analogue peut se rencontrer dans le sang au cours de la généralisation de tumeurs mélaniques.

Il ne faut pas confondre ce pigment mélanique avec le *pigment ocre* que l'on rencontre dans les organes des paludéens et de malades atteints de la cirrhose pigmentaire de Hanot et Chauffard. Ce pigment ocre réfractaire à la potasse présente la réaction ferrique[1].

De ces altérations que subit l'hémoglobine dans le sang du torrent circulatoire, on doit rapprocher celles qu'on observe dans les extravasats sanguins. Lorsque, par suite de rupture vasculaire, le sang arrive dans un tissu qu'il ne peut plus complètement quitter, les modifications subies par le foyer hémorragique sont

---

1. Il n'est question ici que des pigments hématogènes dont la genèse se fait aux dépens de la substance colorante du sang, et nullement du pigment des mélanoses proprement dites et des formations pigmentaires qui peuvent se rencontrer dans divers états physiologiques et pathologiques, dont l'étude chimique est encore peu avancée et dont la coexistence dans les tissus avec le pigment hématique a d'ailleurs été parfois signalée.

de deux sortes : ou bien l'épanchement est recueilli par
les cellules fixes des tissus et les leucocytes qui peuvent
transporter très loin les corpuscules sanguins, ou bien
le sang subit des métamorphoses dans le tissu inters-
titiel en dehors des éléments cellulaires. Ces différentes
métamorphoses seront étudiées facilement sur des préparations faites avec le liquide résultant de la ponction
de foyers hémorragiques plus ou moins âgés, héma-
tomes, etc.

Les globules rouges absorbés par les cellules s'y

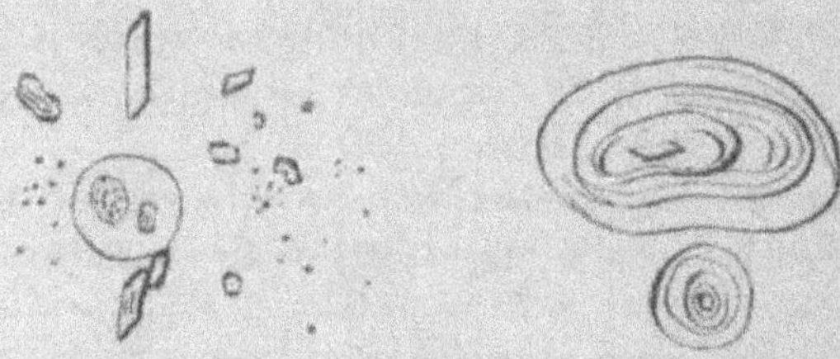

Fig. 12. — Cristaux d'hématoïdine et pigment amorphe.
Corps amylacés provenant d'un vieux foyer hémorragique. Gr. 600 D.

fondent peu à peu en même temps que leur hémoglobine y subit des modifications notables. Au début,
la matière colorante devenue déjà insoluble dans l'eau
se dissout encore dans l'acide acétique ; plus tard elle
n'est que difficilement soluble dans l'acide sulfurique
concentré. La partie de la substance colorante diffusée
dans les cellules s'y rencontre alors sous forme de
granulations pigmentaires brunes et jaunes.

Quant aux globules non absorbés par les leucocytes,
ils se ratatinent, finissent par se détruire et leur matière
colorante tend à se déposer sous forme de *cristaux
d'hématoïdine* où prédomine la forme rhomboèdre, bien
qu'on y rencontre aussi de fines aiguilles. Ces cristaux
sont d'une couleur très pure, jaune rougeâtre, ou rouge

de rubis quand ils sont plus volumineux ou super-posés. Ils sont insolubles dans l'eau, l'alcool, l'éther, la glycérine, l'acide acétique, solubles dans l'ammoniaque.

L'acide sulfurique concentré mis *lentement* au con-tact des cristaux et des granulations d'hématoïdine donne naissance à une série de teintes virant du bleu au vert et au rouge rosé avant de dissoudre la matière colorante. Cette réaction s'obtient en plaçant une goutte d'acide concentré sur un des bords de la lamelle, en ayant soin de ne plus la remuer pour éviter la disso-lution instantanée de la matière colorante.

Sous l'action de la soude et de la potasse, ils se gon-flent et se dissolvent en partie.

A côté de *l'hématoïdine, pigment sans fer*, et ayant des analogies avec la bilirubine, il existe dans tous les foyers hémorragiques des *granulations pigmentaires à réaction ferrique*. Ces granulations sont formées d'un pigment libre, amorphe, brun jaunâtre composé surtout d'oxydes de fer hydratés (Kunkel) [1].

Nous devrions maintenant étudier les parasites que peut renfermer le sang à l'état pathologique. Nous préférons les décrire à leur lieu et place en passant en revue les diverses affections où l'examen du sang peut avoir de l'importance pour le clinicien.

---

1. En ajoutant quelques gouttes d'une solution de ferrocyanure à 1 %, on voit apparaître (surtout lorsqu'on active la réaction avec une goutte d'HCl) une teinte qui varie du gris violet au bleu de Prusse, lorsqu'il existe des traces de fer.

ÉTUDE DU SANG
DANS DIFFÉRENTES AFFECTIONS

ANÉMIE POSTHÉMORRAGIQUE

L'altération du sang est variable avec la nature de l'hémorragie. Si l'hémorragie a lieu chez un sujet sain (épistaxis, traumatisme), on ne trouve pas en général de modifications dans le processus de coagulation. Si, au contraire, l'hémorragie est sous la dépendance d'une affection générale (scorbut, infections hémorragiques) on peut trouver un état phlegmasique plus ou moins franc lié au processus inflammatoire.

Nous n'insisterons pas sur la diminution des hématies. Elle est d'autant plus forte que l'hémorragie a été plus considérable [1].

Immédiatement après la perte de sang, la réparation sanguine se fait par une production plus ou moins

---

1. Quelle que soit la nature de l'anémie, Hayem a établi une classification en 4 degrés permettant d'en saisir les traits distinctifs.

1er *Degré. Anémie légère* : richesse globulaire R = 3 à 4 millions; nombre des hématies N = 3 à 5 millions.

La valeur globulaire G égale donc 1 ou descend à 0,65.

2e *Degré. Anémie moyenne* : R = varie de 2 à 3 millions. N de 5 à 3 millions; G de 0,70 à 0,30.

3e *Degré. Anémie intense* : R = 2 millions a 800,000.

N = 4 millions à 800,000; G peut descendre à 0,40; mais G peut aussi égaler et surpasser l'unité, lorsque le nombre des hématies est faible et qu'il y a beaucoup de globules géants.

4e *Degré. Anémie extrême* : N et R ne dépassent pas 800,000. Les globules géants deviennent nombreux et G peut dépasser 1,50; apparition de cellules rouges nucléées.

considérable d'hématoblastes et leur transformation plus ou moins lente en hématies. De là des variations considérables dans les dimensions de ces dernières. Mais les globules nouvellement formés sont pâles ; ils n'acquièrent pas de suite leur valeur globulaire normale.

Chez certains malades, on a noté au cours de l'anémie posthémorragique une augmentation notable dans le nombre des leucocytes, sans lésions inflammatoires capables d'expliquer le fait.

A la suite d'hémorragies répétées, on a pu voir dans le sang de rares cellules rouges. Cette apparition est un signe d'un pronostic fâcheux (Hayem).

Il est difficile au praticien de baser un pronostic certain sur le nombre absolu des globules rouges, dans l'anémie posthémorragique. Des sujets jeunes peuvent résister à une perte globulaire énorme. Le nombre des globules qui, dans un cas, était descendu à 500,000, est remonté à 1,550,000 en 48 heures (Hayem). Le pronostic dépend surtout de la rapidité avec laquelle se fait la rénovation du sang aux dépens de la réserve d'hémoglobine qui semble exister dans l'organisme. D'une façon générale, on peut dire que le nombre des globules rouges peut descendre jusqu'à 1/2 million sans trop de danger, pourvu que la réparation soit facile et que le nombre des globules rouges s'élève rapidement à un million au moins. Toutefois, dans les hémorragies chroniques, l'organisme semble pouvoir s'habituer à un appauvrissement progressif du sang.

CHLOROSE (*Anémie essentielle*).

Les lésions essentielles de la chlorose frappent le sang. S'il est possible de trouver dans le sang anémique de notables modifications dans le nombre des globules, leurs dimensions, leur richesse en hémoglobine, on doit reconnaître qu'aucune de ces altérations n'est spéciale à l'anémie chlorotique, mais qu'elles se retrouvent en général dans toutes les anémies chroniques.

Les globules rouges, beaucoup moins colorés que normalement, se font remarquer par l'irrégularité et la bizarrerie de leur forme, par l'inégalité de leur taille. Ces modifications apparentes sur les préparations de sang sec sont probablement dues à la contractilité des hématies. En outre, la coloration de ces préparations montre l'inversion de leurs réactions histochimiques : le protoplasma des hématies présente en certains points de l'affinité pour les couleurs basiques d'aniline.

On trouve en général une abondance de globules nains : les globules géants apparaissent très nombreux surtout dans les cas d'hypoglobulie intense. L'augmentation du nombre des hématoblastes et la présence d'intermédiaires entre les hématoblastes typiques et les petits globules rouges dénotent le ralentissement dans la transformation des hématoblastes en hématies. Le taux de l'hémoglobine s'abaissant plus que le chiffre des hématies, la valeur globulaire tombe au-dessous de l'unité.

Hayem distingue dans l'anémie chlorotique quatre degrés caractérisés de la façon suivante :

1° *Chlorose légère :*

N = 4,000,000. R = 3,200,000. G = 0,80.

2° *Chlorose moyenne :*

N = 4,000,000. R = 2,700,000. G = 0,65.

3° *Chlorose intense :*

N = 2,700,000. R = 1,500,000. G = 0,52.

4° *Chlorose extrême* (un seul cas.) :

N = 936,360. R = 796,756. G = 0,85.

Le nombre des leucocytes ne subit pas en général de variations notables.

Le processus de coagulation est normal dans la chlorose; le sérum cependant n'est pas normal, et c'est probablement à ses modifications qu'on doit attribuer les altérations des hématies; les hématies des individus sains placées en effet dans le sérum des chlorotiques dégénèrent et se détruisent très rapidement. (Maragliano et Castellino). Le sérum des chlorotiques est ainsi doué de propriété globulicide.

Au cours du traitement de la chlorose, le médecin doit étudier les progrès de la rénovation du sang. Le processus de rénovation comprend deux phases : tout d'abord, le nombre des hématoblastes diminue et se rapproche de la normale, tandis que le nombre des globules rouges augmente d'une façon continue et régulière et que les globules géants tendent à disparaître; dans cette première période, les hématies de nouvelle formation sont de taille inférieure, de structure défectueuse : aussi la valeur globulaire subit-elle un abaissement considérable en rapport avec un nombre plus ou moins grand des éléments imparfaits. La seconde phase est une période de perfection : les hématies nouvellement formées aux dépens des hématoblastes se régularisent, acquièrent une plus grande richesse en hémoglobine. Dans les cas d'anémie de moyenne intensité, quinze jours suffisent en général pour la première phase. La seconde période dure plus longtemps. Dans les cas favorables, la rénovation complète du sang peut être constatée après quarante à cinquante jours.

C'est surtout à la fin de la première période qu'il convient d'insister sur le traitement par les préparations ferrugineuses solubles. Regnault et Hayem ont montré qu'en administrant très longtemps le ferrocyanure de

fer non assimilable, la phase de perfection des hématies ne se produisait pas ; en employant au contraire le
chlorure ferreux soluble et assimilable, la valeur globulaire augmente rapidement et ne tarde pas à atteindre
la normale.

ANÉMIE PERNICIEUSE PROGRESSIVE

Indépendamment des anémies extrêmes symptomatiques, il existe une anémie essentielle dont la marche
rapide n'est guère modifiée par le traitement martial,
et dans laquelle les seules lésions constantes sont les
altérations du sang.

Le sang très pâle, très fluide, est peu coagulable. Le
nombre des hématies peut descendre à un demi-million
et même plus bas. Quinck a trouvé dans un cas 143,000.

Les globules géants apparaissent nombreux ; et,
comme le nombre des globules rouges diminue plus
vite que le taux de l'hémoglobine, la valeur globulaire
devient supérieure à l'unité. Cette augmentation de
la valeur globulaire qui peut atteindre jusqu'à 1,70
quoique n'étant pas constante, dans l'anémie pernicieuse, a une importance considérable pour le diagnostic
de cette affection.

Les déformations des hématies (poikilocytose) existent comme dans les diverses anémies. Beaucoup d'hématies peuvent présenter la contractilité morbide et
l'inversion des réactions histochimiques, caractéristiques d'une altération profonde de leur protoplasma.

On trouve fréquemment dans l'anémie pernicieuse des
globules très petits, ronds, mesurant 3 à 4 µ de diamètre,
n'ayant aucune tendance à s'empiler ; on peut encore y
rencontrer des corpuscules brillants, n'ayant guère que

1 μ de diamètre et provenant des globules rouges fragmentés.

Les cellules rouges à noyau existent dans un grand nombre de cas.

Les leucocytes, en général moins nombreux qu'à l'état sain, peuvent contenir une petite proportion d'hémoglobine.

Enfin, les hématoblastes diminuent dans des proportions très notables. Leur chiffre peut être inférieur à 25,000 par millimètre cube.

Malgré les observations de Bernheim, Frankenhaüser, Henrot, il n'est guère possible de rattacher à une même forme bactérienne existant dans le sang les divers cas d'anémie pernicieuse[1].

On chercherait vainement dans les altérations du sang un signe véritablement pathognomonique de l'anémie pernicieuse progressive; cependant la diminution énorme du nombre des hématies, l'augmentation de la valeur globulaire, l'apparition rapide de nombreux globules géants et de cellules rouges, l'aleucocytose, la réalisation précoce du quatrième degré de l'anémie, l'absence de propriété globulicide du sérum sont autant d'indices qui, faciles à reconnaître au microscope, permettront, lorsqu'ils se trouveront réunis, de poser le diagnostic d'anémie pernicieuse progressive[2].

---

1. La présence d'*ankylostome duodénal* ou d'œufs de *Botriocephaluslatus* dans les selles a permis dans certains cas de rattacher l'anémie pernicieuse à l'existence de ces vers dans l'intestin. L'examen des selles s'imposera donc au praticien dans les cas de ce genre.

2. Perlès (*Soc. de méd. de Berlin*, déc. 1892) a constaté dans le sang la présence de petits corps pâles de 2 μ de diamètre environ, animés de mouvements rapides et brusques. Ces éléments qu'il considère comme des microorganismes n'ont pu être colorés : ils manquaient dans 70 cas d'anémie secondaire.

LEUCÉMIE

Les altérations essentielles du sang dans la leucémie ou leucocythémie sont l'augmentation du nombre des leucocytes et l'inversion des réactions histochimiques d'un grand nombre d'entre eux.

La leucocythémie peut se produire chaque fois qu'il y a hypertrophie d'un organe hématopoïétique ou néoformation de tissu lymphoïde en un endroit quelconque de l'organisme (lymphadénie).

Cependant, la leucocythémie n'est pas un phénomène constant dans la lymphadénie, et l'on s'est précisément servi de la présence ou de l'absence de la leucémie pour distinguer deux variétés de lymphadénie : la lymphadénie simple ou aleucémique (pseudoleucémie de Cohnheim) et la lymphadénie leucémique[1].

Toutefois, comme il est possible de voir la leucémie apparaître tardivement au cours d'une lymphadénie primitivement simple, l'absence de leucémie ne peut bien souvent que faire réserver le diagnostic.

L'augmentation du chiffre des leucocytes est variable ; cette augmentation correspond en général à une diminution de celui des hématies. On compte souvent un globule blanc pour 20 ou 30 globules rouges, alors que la proportion normale est de 1 pour 300. Parfois on a trouvé un nombre de leucocytes égal au nombre des hématies ou même double de ce dernier. L'accroissement du nombre des leucocytes peut porter sur les trois variétés ou seulement sur l'une d'elles.

---

1. Une exception doit être faite au sujet de la lymphadénie testiculaire qui n'a été rencontrée qu'à l'état aleucémique. Le chiffre de leucocytes le plus élevé rencontré dans cette affection a été de 19,350 par millimètre cube.

Lorsque le nombre des leucocytes dépasse 70,000 par millimètre cube, le diagnostic de la leucémie est facile. Mais lorsqu'il est inférieur à ce chiffre, il faut pour faire le diagnostic de leucémie et éliminer la possibilité d'une leucocytose, constater une proportion de leucocytes basophiles et surtout de leucocytes éosinophiles supérieure à la normale[1].

Neumann et Löwit ont insisté sur l'absence de mouvement des leucocytes dans la leucémie ; en réalité ce défaut de mobilité n'indique pas une altération de ces éléments, car on ne l'a guère signalé que pour les leucocytes nains et pour ceux de la première variété (globulins) qui normalement sont immobiles.

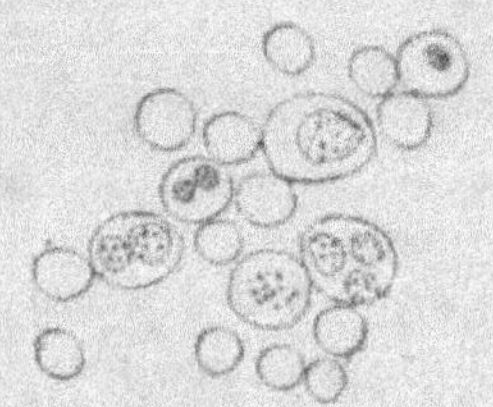

Fig. 13. — Leucémie splénique (période cachectique).

Nombreux leucocytes ; deux cellules rouges nuclées. Gr. 800.

Dans certains cas de leucémie, on trouve une grande quantité de leucocytes géants de 15 à 20 μ de diamètre, renfermant un unique noyau volumineux et privés de mobilité amiboïde.

Enfin, les leucocytes peuvent présenter une infiltration hémoglobique ou graisseuse.

Les hématies et les hématoblastes diminuent de nombre et présentent les mêmes altérations que dans les anémies chroniques.

Dans la plupart des cas de leucémie, on a noté la

1. De récents travaux tendent à diminuer beaucoup l'importance de la présence de nombreux leucocytes éosinophiles pour le diagnostic de la leucémie. Kanthack a montré qu'une augmentation notable du nombre des leucocytes éosinophiles existait dans certains cas de chlorose, dans certaines infections. Rille a signalé le même fait au cours de certaines dermatoses. Dans un cas d'ostéoarthropathie hypertrophiante, nous avons constaté que 30 0/0 environ des leucocytes étaient éosinophiles.

présence de cellules rouges avec toutes leurs variétés.

Il faut signaler encore des cristaux octaédriques (Charcot) ne différant de la tyrosine que par leur solubilité dans l'acide acétique et insolubles comme cette dernière dans l'eau froide, l'alcool, l'éther, le chloroforme et la glycérine; des granulations réfringentes comparables aux granulations vitellines, et des corpuscules incolores considérés par Hayem comme des hématies avortées.

En résumé, le diagnostic de la leucémie n'offre pas de difficultés sérieuses. Quand le nombre des leucocytes dépasse 70,000 par millimètre cube, on peut affirmer le diagnostic; quand le nombre des leucocytes est inférieur à ce chiffre, on se base surtout sur l'augmentation du nombre des leucocytes éosinophiles et les caractères cliniques propres aux leucémies (augmentation de l'acide urique, fréquence des hémorragies, etc.)

L'examen du sang des divers types de lymphadénie leucémique ne permet pas de décrire d'altération spéciale aux différentes formes de cette affection. Pourtant dans quelques cas on a remarqué que les leucémies ganglionnaires s'accompagnaient d'une augmentation de leucocytes portant surtout sur la variété 1. Dans la leucémie splénique au contraire, ce seraient surtout les leucocytes des deux autres variétés qui augmentaient de nombre. Péter a montré l'influence de l'arsenic sur la diminution du nombre des leucocytes dans la leucocythémie splénique. Chez un de ses malades dont le sang renfermait 297,000 leucocytes par m. m. cube, avant tout traitement, il a suffi de 4 injections de liqueur de Fowler (ensemble 80 gouttes) pour faire tomber ce chiffre à 30,070.

SPLÉNOMÉGALIE

Dans le cas d'augmentation de volume de la rate, l'examen du sang s'impose et peut mettre sur la voie du diagnostic de l'affection dont la splénomégalie n'est souvent qu'un des symptômes.

Dans les cas de splénomégalie aiguë, accompagnant des maladies infectieuses à évolution rapide, le sang présente les caractères propres à ces infections. Mais ce sont les splénomégalies à évolution lente dont le diagnostic étiologique est surtout embarrassant pour le clinicien.

Dans la splénomégalie due au paludisme chronique, la présence des corps de Laveran (voir plus loin, page 73) lèvera tous les doutes.

L'augmentation du nombre des leucocytes sans inversion de leurs réactions histochimiques permettra de faire l'hypothèse d'une néoplasie maligne.

Dans les cas de tumeur bénigne de la rate, on ne trouvera pas de modification notable dans le nombre et la constitution des éléments du sang.

Dans la *lymphadénie splénique leucémique*, le sang présentera une augmentation du nombre des leucocytes et une proportion exagérée de leucocytes éosinophiles, les cristaux de Charcot, etc...

Dans la *splénomégalie primitive* (Debove), affection lente, sans fièvre, sans ascite, sans hypertrophie ganglionnaire, indépendante de la leucocythémie *et* de l'infection palustre, il existe un symptôme négatif d'une importance capitale : l'examen du sang montre qu'à aucune période il n'y a d'augmentation du nombre des globules blancs. Quant aux globules rouges, ils diminuent considérablement de nombre : parfois on n'en compte pas même un million par millimètre cube. Leur forme est conservée d'une façon générale (Bruhl), mais ils sont pâles, pauvres en hémoglobine; la valeur globulaire peut tomber à la moitié du taux normal. Il y a de nombreux globules rouges nains. Les globules géants n'ont pas été signalés dans cette affection.

Dans l'*anémie infantile pseudoleucémique*, cet état morbide spécial au nourrisson, et caractérisé à sa période d'état par une anémie intense, une leucocytose modérée, la tuméfaction de la rate et du foie, le sang présente les caractères habituels des anémies graves : poikilocytose, micro et macrocythémie; on trouve en outre de nombreuses cellules rouges jeunes et présentant des phénomènes de karyokinèse. La valeur globulaire peut diminuer d'un tiers et plus.

Les leucocytes, au nombre de 20 à 40,000 par millimètre cube, appartiennent en général à la première variété; les leucocytes éosinophiles sont infiniment plus rares que dans les cas de leucémie. La solution iodoiodurée met en évidence quelques leucocytes remplis de granulations de matière glycogène.

L'examen du sang permet donc de distinguer facilement cette affection de la leucémie splénique vraie où le nombre des leucocytes dépasse souvent 100,000 par millimètre cube, et de l'*adénie* où il n'y a pas de leucocytose exagérée, du moins au début, et où la rapide tuméfaction des ganglions lymphatiques ne permet pas d'hésiter.

Dans certains cas, le nombre des leucocytes augmentant, les ganglions se tuméfiant, l'anémie infantile pseudoleucémique se transformerait en leucémie splénique véritable. (V. Jaksch.)

CACHEXIES

Dans l'état de déchéance organique auquel peuvent aboutir toutes les affections chroniques, le sang éprouve des modifications considérables.

Dans les cachexies indépendantes d'un état inflammatoire, le sang ne présente pas les caractères phlegmasiques ; mais en traitant la préparation de sang frais par le liquide suivant :

Eau distillée............................. 200 gr.
Chlorure de sodium pur................. 1 —
Sulfate de soude pur.................... 5 —
Bichlorure de mercure.................. 0 50

on obtient des amas appelés par Hayem plaques cachectiques, constitués par une matière granuleuse englobant des hématoblastes et quelques leucocytes, et se distinguant des plaques phlegmasiques par leur étendue moindre, leurs bords plus nettement délimités, la nature plutôt granuleuse que fibrillaire de leur substance fondamentale.

Quand la cachexie se complique d'un élément inflammatoire, le sang prend les caractères mixtes du sang phlegmasocachectique : le réticulum fibrineux est d'autant plus net que la phlegmasie est plus intense : on peut ainsi apprécier l'état alternatif d'activité et de silence des lésions (cachexie rénale, tuberculeuse, etc...).

Il y a dans toute cachexie une diminution énorme du nombre des hématies, une altération notable de beaucoup d'entre elles (poïkilocytose exagérée) ; à la période ultime des cachexies, lorsque le sang renferme moins d'un million d'hématies par millimètre cube, l'apparition de cellules rouges nucléées est la règle. Dans certaines cachexies intenses, on observe une viscosité considérable des hématies qui s'accolent fortement et ne se laissent plus désagréger par les pressions fortes et répétées exercées sur la lamelle.

Quand l'état cachectique est dû au cancer, à la leucémie, on observe l'augmentation des leucocytes propres à ces affections.

FILARIOSE

Dans les diverses affections rangées sous le nom générique de Filariose et caractérisées par un trouble de la circulation lymphatique (éléphantiasis du scrotum, ascite chyleuse, chylurie, etc...), on observe, dans le sang, à des intervalles réguliers, la présence d'embryons d'une filaire qui, à l'état adulte, se présente sous la forme de petits vers filiformes longs de 6 à 10 centimètres (*Filaria Bankrofti*). Ces embryons, produits en nombre extrêmement considérable par la filaire adulte établie généralement dans les lymphatiques des membres inférieurs, se présentent dans le sang frais sous forme de vers ronds mesurant 350 µ. de longueur sur 7 µ. de largeur; à leur extrémité céphalique, se voit un point brillant qui est probablement l'orifice buccal. L'extrémité postérieure s'amincit graduellement et se termine en pointe.

Examinés dès leur apparition dans le sang, ces embryons se montrent constitués par une substance hyaline homogène; ils sont mobiles et présentent des mouvements d'oscillation au milieu des globules rouges.

Si on attend plusieurs heures et si on fait un nouvel examen du sang, on voit que les embryons ont perdu peu à peu leurs mouvements, ils sont devenus raides et cassants; leur contenu est granuleux; ils se désagrègent avec une très grande facilité.

Plus tard enfin, le sang n'en présente plus; mais on y trouve une quantité notable de granulations protoplasmiques.

Dans les cas de chylurie, l'urine peut ne se montrer chyleuse qu'après la destruction des filaires et leur disparition du sang. Avant donc d'affirmer l'existence d'une chylurie indépendante de la filariose, il est bon

d'avoir examiné plusieurs fois le sang avant et après
l'apparition des urines chyleuses.

Dans les pays chauds, l'examen du sang seul permettra de rattacher à la filariose de nombreux cas d'hématurie, d'engorgement ganglionnaire, de diarrhées
rebelles, etc...

Dans le sang des nègres du Congo, P. Manson a
observé deux espèces de filaire dont les adultes sont
encore inconnus : l'embryon de la première espèce est
analogue à l'embryon de la F. de Bancroft; l'embryon
de la seconde est deux fois plus petit, a la queue terminée brusquement et la tête de forme changeante. La
première espèce ne se trouve dans le sang que le jour;
la deuxième s'y trouve nuit et jour.

PALUDISME

Le paludisme aigu est une affection déglobulisante
au premier chef; sous l'influence d'un seul accès, le
chiffre des globules rouges peut diminuer de 100,000 à
1 million par millimètre cube. Après l'accès le chiffre
des hématoblastes augmente dans de notables proportions.

Les recherches poursuivies par Laveran depuis 1880
ont montré d'une façon absolument certaine que l'agent
de la malaria était un sporozoaire dont la présence
dans le sang a été reconnue depuis par de nombreux
observateurs chez les impaludés des diverses régions
du globe. Le parasite du paludisme ou *hématozoaire
de Laveran* se présente dans le sang sous diverses
formes correspondant aux différentes phases de son
développement.

Pour voir nettement les parasites, Laveran recommande de recueillir le sang d'un individu fébricitant ou

sous le coup d'un accès et qui n'a pas pris récemment
de sel de quinine. La couche de sang examinée à l'état
frais doit être aussi mince que possible.

Si un premier examen est négatif, il ne faut pas se
hâter de conclure à l'absence d'hématozoaires, mais
refaire plusieurs examens à quelques jours d'intervalle.

La forme la plus commune sous laquelle se présente
l'hématozoaire est le *corps sphérique*, élément hyalin,

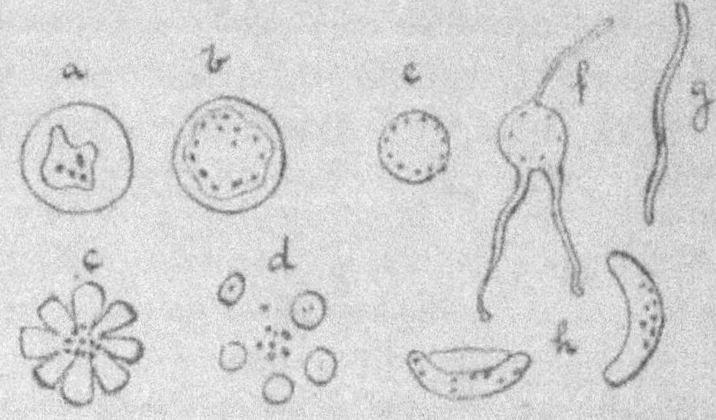

FIG. 14.

a b, hématozoaires intraglobulaires ; *c*, corps en rosace segmenté ; *d e*, hématozoaires libres avec pigment ; *f*, hématozoaire flagellé ; *g*, flagellum libre ;
h, corps en croissant avec pigment. Gr. 1,500.

incolore, d'un diamètre variant de 4 à 8 μ, sans noyau,
présentant, dans le sang frais, des mouvements amiboïdes. Un grossissement de 6 à 800 diamètres permet
d'observer facilement ces corps sphériques.

Dans les plus petits il n'y a pas de pigment ; mais à
mesure qu'ils grandissent, on les voit acquérir des
grains de pigment qui se disposent en couronne assez
régulière à la périphérie de l'hématozoaire.

Parfois aussi ces grains sont disposés sans ordre
dans l'intérieur du parasite, où ils paraissent animés de
mouvements assez vifs dénotant l'existence d'un courant au sein du protoplasma.

Les corps sphériques peuvent être libres dans le liquide ou accolés aux hématies aux dépens desquelles ils vivent. Quelques-uns sont même nettement endoglobulaires. Les hématies qui supportent les hématozoaires présentent dans leur masse des altérations dont la principale est la disparition progressive de leur hémoglobine.

Fréquemment les corps sphériques présentent sur leurs bords des boules sarcodiques. Quand l'hématozoaire libre dans le liquide renferme quelques grains de pigment, on pourrait le confondre avec un leucocyte mélanifère; mais les granulations mélaniques incluses dans les corps sphériques sont animées de mouvements giratoires, ou oscillations très rapides, ce qui n'a pas lieu pour le pigment contenu dans les leucocytes.

D'ailleurs le protoplasma du leucocyte est granuleux, tandis que celui de l'hématozoaire est incolore, hyalin, réfringent, quelquefois d'une très faible teinte jaune paille; en outre, en plaçant sur le bord de la préparation une goutte d'une solution aqueuse de bleu de méthyle, on voit le noyau du leucocyte se colorer fortement.

Les corps sphériques de moyen volume examinés dans le sang frais peuvent présenter des *flagella* animés de mouvements très vifs, qui impriment des déplacements aux hématies voisines. Ces flagella, dont le diamètre est inférieur à 1 μ et dont la longueur peut atteindre 30 μ, sont d'une transparence extrême qui les rend très difficiles à voir; au repos leur extrémité libre présente un renflement piriforme.

Au nombre de 2 à 4 par corps sphérique, les flagella peuvent se détacher et devenir libres dans le liquide. Laveran a trouvé des flagella dans environ $\frac{1}{3}$ des cas qu'il a examinés. D'après Councilman, ils sont plus fréquents dans le sang extrait par ponction de la rate que dans le sang de la circulation périphérique. Ils existent surtout dans les cas très aigus et non traités.

Sous le nom de *Corps en croissant*, Laveran a décrit des éléments cylindriques effilés à leurs deux extrémités, ayant de 8 à 9 μ de longueur et 2 μ de diamètre à la partie moyenne, incurvés en croissant, à contenu incolore, présentant en général en leur milieu une accumulation de grains de pigment noir. Dans le sang frais ils sont absolument immobiles.

Ces corps se conservent à peu près intacts sur les préparations séchées pendant très longtemps. Les corps en croissant existent surtout dans les formes chroniques et dans la cachexie palustre.

Plus rarement on observe dans le sang des *corps en rosace* ou *corps segmentés*. Ces formes, vues d'abord par Laveran et décrites de nouveau par Golgi, sont des éléments sphériques, pigmentés au centre et régulièrement segmentés en secteurs qui, se désagrégeant, deviennent libres et se transforment en petits corps sphériques mobiles. Le cycle évolutif de l'hématozoaire est encore bien hypothétique, surtout en ce qui concerne les corps en croissant. Cependant il est probable que le corps en rosace en se segmentant donne naissance aux corps sphériques d'abord non pigmentés, puis chargés de pigment ; ceux-ci émettent alors les flagella. Le corps en croissant ne serait qu'un corps sphérique qui amènerait la disparition d'un globule rouge en s'y accolant.

On a cherché s'il existait un rapport entre la forme de la fièvre et le type parasitaire existant dans le sang. Golgi, étudiant les corps en rosace, conclut de ses recherches que, dans la tierce, le nombre des éléments arrondis qui naissent de la segmentation est environ deux fois plus grand que dans la quarte.

Dans les types quotidiens, on trouve tantôt la forme à segments nombreux, il s'agirait alors d'une double tierce, tantôt la forme à segments peu nombreux, ce serait alors une triple quarte.

Grâce aux perfectionnements apportés dans la technique de la recherche des hématozoaires par Laveran, Metschnikoff, Roux, Löffler, on peut obtenir de bonnes préparations persistantes de ces parasites. Après avoir étalé le sang sur une lamelle en couche très mince, on sèche la préparation à la flamme ; mais en ayant soin d'éviter une grande chaleur qui déformerait les parasites et les hématies. La lamelle est ensuite portée dans un mélange à parties égales d'alcool absolu et d'éther qui fixe les éléments ; puis on la plonge dans une solution aqueuse d'éosine pendant une demi-minute ; on la lave et on la place pendant une minute dans une solution aqueuse de bleu de méthylène.

Après lavage et dessiccation on peut monter dans le baume. Les hématies sont colorées en rose, les hématozoaires en bleu pâle, les noyaux des leucocytes en bleu foncé [1].

---

1. Vincent neutralise heureusement la faculté de coloration des globules rouges en respectant les corps de Laveran et les leucocytes : les lamelles fixées sont traitées par le mélange suivant qui dissout l'hémoglobine et sert en même temps de mordant pour la coloration ultérieure :

Eau distillée saturée de sel marin......	āā 50 grammes.
Glycérine..........	
Acide phénique pur........	āā 1 gramme.
Alcool à 60°..........	

Filtrer ; après trois minutes, toute l'hémoglobine est dissoute : on lave à l'eau distillée et on colore pendant une minute dans le bain :

Solution aqueuse concentrée de bleu de méthyle   100   parties......
Solution aqueuse concentrée de violet de gentiane   1   —   ......

Après lavage à l'eau, sécher et monter dans le baume ; les corps en croissant prennent une double teinte nuancée bleue et violette ; les autres formes de l'hématozoaire se colorent

La coloration des flagella est très délicate ; Löffler recommande l'emploi de deux solutions :

1° Un liquide agissant comme mordant, composé d'une solution aqueuse de tanin additionnée de sulfate de fer et mélangée à une décoction de bois de campêche ; 2° une solution alcaline de bleu de méthylène ou de fuchsine. Toutes ces solutions doivent chaque fois être soigneusement filtrées.

Les préparations colorées permettent d'étudier les rapports des parasites avec les éléments du sang, et de voir que dans le paludisme la phagocytose s'exerce d'une façon notable. D'après Laveran, les leucocytes absorbent facilement les parasites vivants.

Après les accés graves, on trouve dans le sang de nombreux leucocytes mélanifères chargés des débris du parasite et du pigment qu'il contient. Ce pigment (voir plus haut, page 56) est pour Laveran le résidu de la digestion de l'hémoglobine par le parasite accolé aux hématies.

Si l'on excepte le cancer mélanique au cours duquel le sang peut présenter d'une façon transitoire des cellules pigmentées, on peut dire que la *mélanémie* est une manifestation caractéristique de l'intoxication palustre.

La recherche de l'hématozoaire doit entrer dans la pratique courante. C'est bien souvent le seul moyen de diagnostic rapide des formes pernicieuses de la malaria.

FIÈVRE RÉCURRENTE

Dans cette affection, Obermeier a décrit des spirilles mesurant de 4 à 8 fois la longueur des hématies. Ce sont des filaments très minces, pâles, homogènes, non

aussi très nettement. Les leucocytes apparaissent avec leurs noyaux colorés en bleu. Les globules rouges ne se distinguent plus que par de vastes contours qui ne gênent pas l'exploration de la préparation.

articulés présentant 10 à 20 spires ; ils se meuvent avec rapidité autour de leur axe longitudinal.

Ces éléments ne se trouvent guère que pendant la période d'ascension de la température. Ils disparaissent peu de temps avant la crise ; on ne les retrouve plus pendant la défervescence et la période d'apyréxie.

Les lamelles colorées à la fuchsine permettent de voir facilement ce parasite.

Cependant, quand il existe en petite quantité, sa recherche est gênée par les globules rouges et il faut alors employer la méthode indiquée par Gunther.

Les lamelles couvertes d'une très fine couche de sang desséché et fixé par la chaleur sont placées pendant quelques secondes dans l'acide acétique à 5 0/0. Elles sont ensuite séchées ; on assure même la neutralisation complète en exposant les lamelles pendant un instant à l'action des vapeurs ammoniacales et on colore par la solution de violet de gentiane.

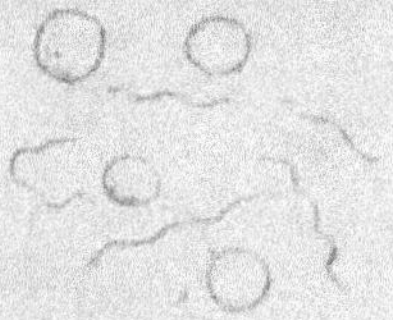

Fig. 15.

Spirilles d'Obermeier dans la fièvre récurrente. Gr. 800, D.

On lave à l'eau, on dessèche et on monte dans le baume au xylol. Les hématies dont l'hémoglobine a été dissoute ne se colorent pas et les spirilles se voient nettement.

Dans l'intervalle des accès, on trouve dans le sang de petits corps réfringents considérés comme les spores des spirilles.

TYPHUS EXANTHÉMATIQUE

Des recherches faites par Thoinot et E. Calmette sur le sang de plusieurs malades atteints de typhus exanthématique, il résulte que si l'on prélève sur le vivant du sang retiré par ponction de la rate ou par piqûre du doigt avec les précautions d'usage, on observe constamment, outre une leucocytose abondante, l'existence, dans les espaces interglobulaires, d'une quantité considérable de microorganismes constitués par des granules réfringents de 1 à 2 μ de diamètre, présentant des prolongements de 3, 5 ou 10 μ de longueur et terminés eux-mêmes par de petits renflements en forme de spores. Ces microorganismes sont doués d'une grande mobilité ; ils serpentent dans le liquide sanguin à la façon des spirilles de la fièvre récurrente. Ces formes avaient déjà été entrevues par Levaschew [1].

CHARBON

Chez l'homme, la maladie charbonneuse est d'abord locale (pustule maligne, infection pulmonaire, maladie des trieurs de laine, charbon intestinal). Ce n'est que vers la fin de l'affection dans les cas mortels que la bactéridie charbonneuse se répand dans le sang.

Dans la pustule maligne il est en général bien difficile de déceler la bactéridie charbonneuse à cause du grand nombre de formes bacillaires d'espèces différentes qui se rencontrent dans le liquide de l'eschare.

Cependant un moyen très rapide de diagnostic dans les cas douteux consiste à racler la surface de la lésion suspecte et à l'injecter sous la peau d'une souris. Dans le cas de pustule maligne on trouvera déjà des bâtonnets dans le sang de la souris au bout de 15 à 20 heures.

Lorsque l'affection s'est généralisée, le sang noirâtre,

1. La Bactériologie du typhus est actuellement à l'ordre du jour ; mais, malgré les recherches récentes de Calmette, Legendre, Dubief, Bruhl, Curtis, etc., la question est loin d'avoir reçu une solution satisfaisante.

examiné à l'état frais, montre des globules rouges agglutinés, n'ayant pas de tendance à s'empiler, une leucocytose abondante et surtout un nombre considérable d'éléments parasitaires, *Bacillus anthracis*.

Dans le sang, le *Bacillus anthracis* se présente sous forme de bâtonnets cylindriques, transparents, homogènes, immobiles, de 5 à 8 µ de long sur 1 µ à 1 µ 5 de large, isolés ou réunis bout à bout et formant alors des chaînettes de 2 à 5 articles.

Les préparations fixées, traitées par les couleurs d'aniline et examinées à un très fort grossissement (1,000 à 1,200 diamètres), permettent de se rendre compte de la forme exacte des bâtonnets : leurs extrémités renflées et élargies ne sont pas coupées carrément, mais limitées par une ligne sinueuse ; c'est là un caractère donné par Koch comme spécial au *B. anthracis*. Enfin, sur les préparations colorées, il existe souvent, autour des bâtonnets, une mince zone claire hyaline.

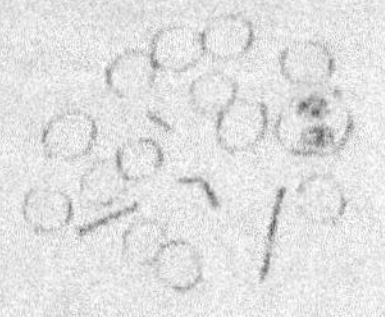

Fig. 16.

Sang charbonneux contenant la bactéridie. Gr. 800 D.

La présence de la bactéridie charbonneuse dans le sang chez l'homme doit faire présager un dénouement presque sûrement fatal : c'est l'indice d'une généralisation de l'infection primitivement locale.

Dans certains cas rares, la généralisation semble se faire d'emblée, la porte d'entrée échappe, alors la constatation seule de la bactéridie dans le sang permet de faire le diagnostic de septicémie charbonneuse.

Les modifications du sang sont très considérables au cours de la *fièvre typhoïde*. Les hématies sont diffluentes : leur nombre diminue considérablement ainsi que le taux de l'hémoglobine.

Pendant la première semaine, les globules blancs augmentent beaucoup de nombre, puis après le 3ᵉ septenaire leur chiffre diminue notablement.

Le sang des typhiques ne présente jamais les caractères phlegmasiques, à moins de complications inflammatoires.

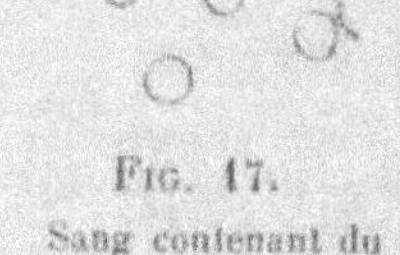

Fig. 17.

Sang contenant du streptocoque pyogène. Gr. 800 D.

Quant aux bacilles typhiques , on aurait bien peu de chance de les rencontrer sur les préparations faites avec le sang du doigt.

Dans un certain nombre d'autres affections microbiennes, on a pu mettre en évidence la présence dans le sang de bactéries pathogènes.

Dans la *septicémie puerpérale*, on arrive assez facilement, en examinant soigneusement les préparations colorées, à retrouver quelques chaînettes de *micrococcus pyogenes* (streptocoque) au milieu des globules rouges.

Dans les rhumatismes infectieux, dans certains cas graves d'ostéomyélite, on a signalé dans le sang l'existence de microcoques que les cultures et les inoculations ont permis d'identifier avec les *m. pyogenes albus* et *aureus*.

Dans de rares cas graves de pneumonie avec infections pneumococciques extra-pulmonaires, le sang peut contenir des *pneumocoques*.

Le *bacille de la morve* pourrait dans les cas très aigus se trouver en faible quantité dans le sang.

Au cours de la tuberculose granulique aiguë, quelques observateurs ont signalé dans le sang la présence de *bacilles de Koch*.

Mais la recherche de ces diverses bactéries dans le sang, étant exceptionnelle, ne nous occupera pas ici : les méthodes applicables à ces recherches seront exposées plus loin, au cours de l'étude que nous ferons du pus et des diverses productions pathologiques qui sont sous la dépendance de ces parasites.

Examen du sang retiré par ponction de la rate.

L'examen microscopique du liquide retiré par la ponction de la rate peut fournir d'utiles renseignements pour le diagnostic dans certains cas où le clinicien est hésitant.

Cette ponction ne peut guère se faire que lorsqu'il existe un léger degré de splénomégalie [1]. Après avoir bien délimité la matité splénique, on lave la peau au savon et on la désinfecte soigneusement au bichlorure, à l'alcool et à l'éther ; il est utile de posséder une aiguille longue de 6 à 8 centimètres, s'adaptant à une seringue stérilisable et qu'on enfonce de 3 à 5 centimètres au niveau de la zone de matité splénique. En faisant le vide dans la seringue, on introduit 2 ou 3 gouttes de sang splénique dans l'aiguille stérilisée. Une goutte peut être employée à ensemencer un tube de culture et le reste à faire des lamelles qu'on colore spécialement pour la recherche des microorganismes.

1. On doit s'abstenir en général de faire une ponction de la rate lorsque le malade ressent à la pression une assez vive douleur à ce niveau (périsplénite) ; on peut avoir dans ces cas de légères ruptures de l'enveloppe splénique, qui ne sont pas toujours sans danger.

Par la méthode de Koch-Ehrlich (v. 3ᵉ partie), on arrive assez souvent à mettre en évidence quelques bacilles tuberculeux, alors que l'examen du sang périphérique n'avait pas donné de résultats, dans des cas de tuberculose miliaire aiguë.

La présence sur les préparations de bacilles courts se décolorant par la méthode de Gram (v. 3ᵉ partie) est spéciale à l'infection typhique.

Les corps flagellés de Laveran se retrouvent dans la pulpe splénique en bien plus grande quantité que dans le sang de la circulation périphérique.

Enfin la ponction des tumeurs liquides de la rate peut donner d'utiles renseignements sur la nature de ces tumeurs. Elle doit même être pratiquée avant la laparotomie (Bouilly) ; car, outre la possibilité d'un diagnostic facile, elle conduit, dans le cas de kyste hydatique, à employer les injections par lesquelles la guérison de ces kystes peut s'obtenir complètement.

TROISIÈME PARTIE

EXSUDATS. — KYSTES. — PUS

EXSUDATS DES SÉREUSES

Toute inflammation des séreuses peut donner lieu à la production d'un exsudat qui se collecte. Si l'exsudat est liquide, la petite quantité nécessaire pour l'examen microscopique s'obtient très facilement par une ponction faite au moyen d'un fin trocart ou même d'une seringue de Pravaz à aiguille assez longue.

La stérilisation de cette aiguille s'impose pour éviter l'infection de la plaie cutanée et de l'exsudat.

Il est d'usage de distinguer les exsudats en séreux, hémorragiques, purulents et chyliformes. Cette classification, basée seulement sur l'aspect macroscopique de l'exsudat, ne peut satisfaire complétement le praticien. Elle doit être complétée par une notion étiologique qu'on ne pourra d'ailleurs acquérir qu'après un examen complet du liquide[1].

[1] Il ne suffit pas par exemple de savoir qu'on est en présence d'un exsudat séreux de la plèvre, on doit chercher à connaître la cause de l'irritation de la séreuse. Dans bien des

EXSUDATS SÉREUX

Si l'on dispose d'une certaine quantité de liquide, il est bon de le laisser reposer une heure dans un verre à pied, afin de permettre aux éléments anatomiques de se tasser [1]. C'est à la partie inférieure du verre qu'on prélève une goutte pour l'examen microscopique, au moyen d'une pipette.

Le liquide est examiné d'abord sans addition d'aucun réactif.

En général, bien que la coagulation du liquide ne survienne pas immédiatement après son extraction, on voit cependant la préparation sillonnée par un fin réti-

cas, l'examen microscopique révèle la présence d'éléments particuliers qui permettent alors de rapporter l'exsudat séreux, hémorragique ou purulent à une cause spécifique (infection microbienne, néoplasme, etc...) et de faire ainsi le *diagnostic étiologique* de l'affection dont l'exsudat n'est qu'un symptôme. La classification banale des exsudats en séreux hémorragiques et purulents devra céder le pas à une classification basée sur l'étiologique de l'exsudat. De nombreux exemples prouvent en effet qu'une même cause spécifique peut, suivant le cas, déterminer la production d'un exsudat séreux hémorragique ou purulent.

C'est ainsi qu'un grand nombre de pleurésies séreuses sont sous la dépendance de la tuberculose pleurale, et que cette même tuberculose pleurale peut donner lieu à une pleurésie hémorragique et à une pleurésie purulente.

1. Fischer et Winkler (*Soc. imp. des médecins de Vienne*, déc. 1892) ont indiqué un procédé rapide pour rechercher les éléments figurés contenus dans un liquide qu'on veut soumettre à l'examen microscopique. Si l'on fait passer un courant dans un liquide, il se forme de petites bulles gazeuses qui se fixent contre les éléments figurés qu'elles rencontrent (amibes, bactéries, cellules, etc...) et les attirent à la surface où elles les maintiennent. Il est alors facile de les recueillir et de les examiner. L'appareil nécessaire est la simple batterie galvanique qu'on trouve chez tous les praticiens.

culum fibrineux qui emprisonne dans ses mailles les éléments anatomiques émigrés des capillaires au cours de l'inflammation ; on peut aussi rencontrer de la fibrine sous forme de minces lamelles ; en faisant agir l'acide acétique très dilué (5 0/0) sur la fibrine, celle-ci gonfle rapidement, devient de plus en plus transparente et laisse voir nettement les éléments cellulaires qui s'y trouvent.

Les éléments cellulaires qui prédominent sont des leucocytes granuleux, hypertrophiés, qu'une goutte d'acide acétique dilué montre multinucléés. Ils présentent souvent la métamorphose graisseuse. Au milieu de ces leucocytes se voient quelques grandes cellules provenant de l'épithélium qui revêt la séreuse. Ces cellules peuvent devenir graisseuses et perdre plus ou moins la forme normale.

Un certain nombre de ces divers éléments peuvent être désagrégés : leurs fragments se trouvent alors dans le liquide sous forme de noyaux isolés, de granulations graisseuses, etc...

Enfin les liquides en voie de métamorphose graisseuse contiennent encore des cellules volumineuses remplies de granulations graisseuses qu'on appelle corps granuleux. Ce sont des cellules migratrices qui ont absorbé les détritus graisseux répandus dans le liquide [1].

---

1. Il faut distinguer nettement la métamorphose graisseuse de l'infiltration graisseuse. Dans la métamorphose graisseuse d'une cellule, il y a transformation de l'albumine constituant la cellule en graisse. La cellule infiltrée de graisse est au contraire un élément anatomique intact qui a emmagasiné une substance d'épargne.

Dans ce dernier cas, la graisse forme en général une ou plusieurs grosses gouttelettes qui repoussent le protoplasma et le noyau vers la périphérie de l'élément.

La métamorphose graisseuse, l'une des manifestations morbides les plus fréquentes qui frappent les éléments cellulaires,

Il est facile de caractériser la *graisse* au microscope ; en mettant sur le bord de la lamelle une goutte de lessive de soude, ou de potasse, on peut noter l'insolubilité des granulations ; elles sont insolubles de même dans l'acide acétique ; sous l'influence d'une solution d'acide osmique à 1 0/0, les granulations se colorent en noir. L'acide osmique est, il est vrai, réduit par nombre de matières organiques dans lesquelles l'osmium se dépose ; mais le pouvoir réducteur de la graisse est tellement supérieur à celui des autres substances qu'elle prend une coloration noire intense avant que les autres portions privées de graisse aient été seulement teintées.

Outre la dégénérescence graisseuse des leucocytes, on a noté parfois une dégénérescence glycogénique surtout dans les cas de diabète. La présence du glycogène dans les cellules se constate facilement par des réactions microchimiques : par la solution iodo-iodurée il se colore en rouge brun ; il se précipite dans les cellules quand on fait agir l'alcool ; il se dissout dans l'eau et la glycérine. On ne le trouve jamais dans les noyaux.

En dehors de ces dégénérescences, lorsque les cellules endothéliales sont depuis quelque temps dans le liquide exsudé, elles subissent peu à peu un processus nécrotique. Progressivement les noyaux disparaissent ; on ne peut plus les isoler à l'aide de l'acide acétique ; ils se comportent en présence des réactifs, comme l'albumine du protoplasma cellulaire. La cellule paraît alors remplie complètement de fines granulations.

se reconnaît facilement : les granulations graisseuses au début sont extrêmement fines et n'apparaissent que comme de petits points brillants ou foncés suivant qu'on abaisse ou qu'on élève l'objectif. Quand la métamorphose est plus avancée, la cellule augmente notablement de volume, parce que la graisse plus légère occupe un plus grand espace que l'albumine dont elle dérive et que l'enveloppe cellulaire elle-même se relâche, sous l'influence de modifications dans sa constitution.

Parfois lorsque le liquide aura séjourné très longtemps dans l'organisme, on pourra y trouver des
produits spéciaux (cristaux, pigments, etc.), résultant
de la transformation des éléments organiques sous l'influence de processus divers et qui seront étudiés plus
loin.

Dans certains cas, le liquide exsudé renferme très peu
d'éléments morphologiques et de fibrine; il diffère alors
bien peu du liquide clair fluide qui lubréfie normalement la surface des séreuses. On peut dans ce cas
admettre qu'il y a eu exagération de la transsudation
normale, par suite d'une augmentation de pression
dans les capillaires grâce à une stase locale ou générale.
Dans d'autres cas, au contraire, le nombre des leucocytes est considérable; ils peuvent troubler le liquide
et former un sédiment au fond du verre à pied où on
l'a recueilli; en outre, au milieu des leucocytes, existent
des globules rouges et des grandes cellules endothéliales plus ou moins modifiées : ce liquide, très chargé
d'éléments morphologiques, permet d'éliminer l'hypothèse d'un exsudat par stase sanguine et de supposer
une inflammation de la séreuse elle-même, sous l'influence d'une cause spécifique (néoplasme, tuberculose, etc...) [1].

Le liquide, d'abord séreux ou sérofibrineux, peut dans
la suite devenir purulent sous l'influence des bactéries
qu'il contient.

L'analyse chimique du liquide séreux ne doit jamais

[1]. Il sera utile surtout, dans le dernier cas, de colorer quelques
lamelles destinées à la recherche des bactéries dans le liquide
(voir plus loin), mais le praticien doit être prévenu qu'un
résultat négatif, qui est la règle dans cette recherche, ne doit
nullement faire rejeter le diagnostic de tuberculose de la
séreuse qui pourra être démontré exact par le résultat des inoculations du liquide (réaction de la tuberculine, tuberculose
expérimentale).

être négligée ; le liquide dû à une stase contient moins d'albumine (0,20 à 2,50 0/0) que l'exsudat dû à une affection de la séreuse elle-même (carcinose, tuberculose) qui peut en renfermer de 3 à 6 0/0. Lorque le liquide tend à se résorber dans la cavité close où l'exsudat s'est formé, la fibrine coagulée peut subsister très longtemps sans subir de modifications.

Dans certains cas elle peut s'organiser en commençant par les couches les plus rapprochées des parois, mais on la reconnaîtra toujours au moyen des réactifs appropriés.

EXSUDATS HÉMORRAGIQUES

Il est rare qu'un exsudat séreux ne contienne pas quelques globules rouges; mais l'exsudat ne mérite réellement le nom d'hémorragique que quand il contient une proportion assez notable d'hématies et qu'il présente de ce fait une coloration rose. Selon l'âge de l'exsudat, les globules rouges peuvent être normaux, ce qui est rare, ou plus ou moins modifiés. Dans certains cas, ils sont encore chargés d'hémoglobine; d'autres fois, l'hémoglobine dissoute colore toute la masse liquide et alors on ne retrouve que le stroma des hématies apparaissant sous forme de petits disques incolores à contours très minces. La matière colorante elle-même peut subir des modifications notables sur lesquelles nous avons précédemment insisté.

L'exsudat hémorragique renferme encore des leucocytes et des cellules qui peuvent atteindre un diamètre de 40 à 60 μ et présenter soit de nombreuses granulations graisseuses, soit plusieurs vacuoles remplies d'un liquide incolore.

Outre les éléments cellulaires, il est possible de

trouver dans les exsudats hémorragiques des fibrilles conjonctives ; ce fait est très fréquent dans le cancer des séreuses. On peut rencontrer en même temps des éléments cancéreux qui permettent d'élucider le diagnostic. Malheureusement il n'est pas toujours facile de distinguer les cellules cancéreuses éparses dans le liquide, des cellules endothéliales altérées. Dans le cas où on suppose l'existence d'un néoplasme, une ponction exploratrice, pratiquée à la partie inférieure de l'exsudat, permettra souvent de retrouver des cellules carcinomateuses groupées en masses caractéristiques.

Comme les exsudats séreux, les exsudats hémorragiques peuvent renfermer, à une certaine période, des éléments bactériens qui seront, dans certains cas, la cause d'une transformation purulente du liquide.

En général, quand il n'y a pas de complications, et que les surfaces séreuses ne sont pas trop altérées, la résorption de l'exsudat hémorragique se fait peu à peu. Mais longtemps les vieux foyers hémorragiques peuvent présenter des parcelles pigmentaires. Parfois aussi on peut y rencontrer des concrétions dites amyloïdes ou corps amylacés, formées de couches concentriques et contenant à leur centre un cristal d'hématoïdine ; sous l'action de l'iode, ces masses se colorent en rouge vineux, en violet ou en bleu foncé. Elles diffèrent en cela de la matière amyloïde qui, pour prendre le ton bleuâtre, exige l'action d'un acide minéral après le passage de l'iode. (V. fig. 12.)

Les méthodes applicables à l'étude des *exsudats purulents* ne diffèrent en rien de celles qui servent à l'examen du pus en général.

EXSUDATS CHYLIFORMES

Ces exsudats, qui se rencontrent surtout dans la cavité péritonéale, sont formés par un liquide opaque blanc ou blanc jaunâtre moussant à peine et ne laissant au fond du vase aucun dépôt. Provenant parfois d'une dégénérescence graisseuse de produits néoplasiques, parfois d'une altération des vaisseaux chylifères ou du canal thoracique qui laissent écouler leur contenu dans la séreuse péritonéale, leur étiologie est, la plupart du temps, parfaitement inconnue ; on sait seulement qu'ils sont parfois la conséquence d'une inflammation chronique des séreuses.

On y rencontre des leucocytes et des cellules endothéliales présentant en général la métamorphose graisseuse et un grand nombre de gouttelettes de graisse de volume variable. Il peut même arriver que la graisse soit parfaitement émulsionnée. Ce liquide n'est pas très putrescible [1].

Dans la plupart des cas, l'examen microscopique est impuissant à renseigner le médecin sur l'étiologie de ces épanchements.

---

1. Dans un cas (VEIL, *Th.*, Paris 1882), le liquide a pu se conserver 15 jours sans se coaguler ni subir de putréfaction.

EXSUDATS DES MUQUEUSES

Au niveau des surfaces muqueuses, se trouve un produit plus ou moins liquide appelé mucus, composé en grande partie des débris et du contenu des cellules superficielles.

Le mucus contient une substance coagulable facile à distinguer au microscope de la fibrine : la mucosine. Sous l'action prolongée de l'acide acétique, la fibrine se gonfle et prend un aspect homogène : la mucosine au contraire, qui avant l'action de tout réactif présente souvent un aspect strié, garde cette striation qui s'exagère même après addition d'acide acétique.

Le mucus peut être plus ou moins épais selon la muqueuse où il s'est formé et selon l'état de cette muqueuse. Il peut être infiltré de sels calcaires qui, dans certains cas, forment le noyau de petits calculs (rhinolithes, dacryolithes).

Les éléments figurés renfermés dans le mucus sont : des cellules épithéliales, des débris de ces cellules, des leucocytes, des gouttelettes de graisse.

Les cellules épithéliales sont variables avec chaque mucus et sont caractéristiques de ce mucus. Le mucus buccal renferme de grandes cellules polygonales aplaties, à la surface desquelles se trouvent des lignes irrégulières ou des plis dus à l'empreinte laissée par les cellules de couches profondes de l'épithélium. Leur noyau, petit, mesure $10\,\mu$ de long environ sur 2 à $4\,\mu$ de large. Ces cellules sont souvent chargées de bactéries. Le mucus de l'arrière-cavité des fosses nasales et de la partie supérieure du pharynx renferme des cellules

cylindriques stratifiées, pourvues de cils vibratiles. La
partie de ces cellules qui est dirigée vers le derme est
formée d'un prolongement assez délicat, de forme irrégulière, qui s'interpose entre les éléments des couches
épithéliales sous-jacentes.

Le mucus intestinal contient des cellules cylindriques
et caliciformes : la partie du protoplasma de ces dernières, voisine de la surface, se transforme en une
masse muqueuse qui est expulsée au dehors; la cellule

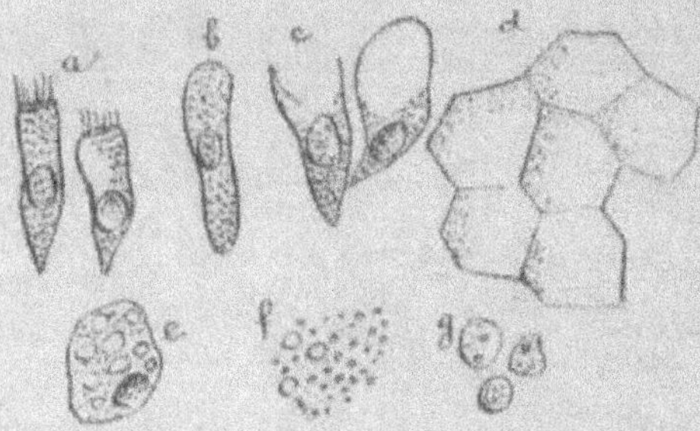

Fig. 18.

a, cellules cylindriques à cils vibratiles ; b, cellules cylindriques ; c, caliciforme ; d, lamelles épidermiques ; e, grosse cellule infiltrée de granulations
graisseuses ; f, cellule en voie de dégénérescence graisseuse ; g, leucocytes
ratatinés. Gr. 500 D

ainsi vidée prend l'aspect d'un calice, d'où le nom qui
lui a été donné.

La muqueuse vaginale est recouverte par un épithélium pavimenteux stratifié; vers le col utérin, les couches cellulaires deviennent moins épaisses, les cellules épithéliales s'allongent, et d'aplaties deviennent
prismatiques. Elles portent des cils dans la cavité
utérine.

Le mucus normal renferme très peu de leucocytes;
mais, à la suite de la moindre irritation, le nombre des
leucocytes augmente dans de notables proportions;
dans ces cas, on trouve aussi quelques hématies. Quant

aux granulations graisseuses, leur fréquence est très variable, elles existent surtout en grande quantité dans le mucus intestinal : elles proviennent de la destruction des cellules devenues graisseuses ou ayant absorbé de la graisse. Parfois les corps gras cristallisent et forment des houppes d'aiguilles d'acides gras.

La dégénérescence graisseuse n'est pas la seule que puissent subir les cellules épithéliales du mucus; très souvent on trouve une tuméfaction trouble de ces cellules : les éléments épithéliaux se présentent sous l'aspect de cellules gonflées remplies d'un liquide albumineux contenant de fines granulations solubles dans l'acide acétique.

Un exsudat est dit séreux lorsqu'il ne contient que de l'albumine et qu'il ne se coagule ni spontanément ni par l'action de l'acide acétique.

Il est muqueux lorsque l'acide acétique permet d'y déceler la mucosine en notable proportion. Il est muco-purulent quand l'examen histologique y décèle l'existence d'un grand nombre de leucocytes qui communiquent au liquide un aspect blanchâtre particulier.

Quand l'exsudat contient une grande quantité de fibrine et qu'il s'y produit une coagulation en masse, il est dit exsudat fibrineux ou *croupal*. Cette dénomination de croupal est une dénomination allemande qui ne doit pas impliquer l'idée de spécificité. C'est une appellation banale donnée à une couche superficielle blanchâtre formée de travées et de filaments de fibrine entre lesquels un nombre variable de globules de pus est emprisonné.

On doit réserver le nom d'exsudat diphtéritique à l'exsudat fibrineux dû au bacille spécial de la diphtérie. D'autres exsudats microscopiquement analogues peu-

vent être sous la dépendance de bactéries pyogènes
vulgaires. Ce sont de simples exsudats diphtéroïdes.

Un exsudat peut être hémorragique. Il peut enfin
être putride s'il est le siège de fermentations dues aux
diverses bactéries de la putréfaction.

KYSTES NON PARASITAIRES

Les kystes par rétention sont ceux dont on a le plus
souvent à examiner le liquide.

Ces kystes étant formés par l'accumulation de produits de sécrétion dans les glandes, dans leurs canaux
excréteurs, dans les vésicules des glandes closes, etc.,
il en résulte que les liquides kystiques possèdent une
constitution variable à l'infini. Dans tout examen microscopique de liquide kystique on doit chercher à
caractériser les éléments cellulaires qui s'y rencontrent
et déterminer la nature du liquide.

Les *éléments épithéliaux* contenus dans les liquides
kystiques peuvent appartenir à des types très variables.

L'épithélium pavimenteux se présente sous forme de
lamelles composées de cellules polyédriques accolées ;
lorsqu'il est le siège d'une dégénérescence graisseuse
partielle, il est souvent difficile à différencier de l'endo-
thélium des séreuses.

Parfois, comme dans certains kystes synoviaux,
l'épithélium peut être pavimenteux stratifié ; les parties
inférieures sont composées de cellules aplaties assez
larges avec un ou deux noyaux.

Lorsqu'on rencontre des amas de cellules plates sans noyau appréciable, transparentes, ressemblant aux lamelles de la surface épidermique, on peut songer à un kyste dermoïde. Il ne faut pas oublier toutefois que des chirurgiens ont pu ponctionner un utérus gravide et ramener ainsi avec du liquide amniotique quelques débris épidermiques provenant de l'embryon.

L'épithélium cylindrique est composé de grandes cellules allongées possédant un noyau ovoïde dont le grand axe est parallèle à celui de la cellule.

L'épithélium cylindrique à cils vibratiles est assez fréquent dans les liquides ovariques; l'extrémité libre des cellules est recouverte d'un plateau où sont implantés les cils.

Ces différents types d'épithélium se montrent rarement sous leur aspect normal dans les liquides kystiques. Outre la dégénérescence graisseuse, qui est fréquente, les cellules épithéliales peuvent présenter une dégénérescence hydropique : ces cellules se gonflent par pénétration de liquide dans leur intérieur; leur contenu paraît clair; les granulations protoplasmiques sont refoulées, dissociées, souvent repoussées à la périphérie; des gouttes d'un liquide clair se forment à l'intérieur des cellules; les noyaux peuvent eux-mêmes se gonfler et prendre la forme de vésicules volumineuses à contenu clair. Parvenues à ce degré de dégénérescence, ces cellules se désagrègent avec la plus grande facilité.

Les cellules de l'épithélium cylindrique sont souvent atteintes de dégénérescence muqueuse. Alors ces cellules se gonflent, deviennent transparentes à leur partie périphérique et centrale, tandis que les granulations du protoplasma primitif n'existent plus que sous forme d'un amas ou d'une traînée. Quand elles ont expulsé leur mucus, ces cellules prennent l'aspect caliciforme.

En même temps que ces cellules épithéliales provenant du revêtement interne du kyste et plus ou moins dégénérées par suite d'un séjour prolongé dans le liquide kystique, on trouve souvent des hématies, des leucocytes en petit nombre, de grandes cellules ovales ou globuleuses de 10 à 30 µ ayant l'aspect de leucocytes hypertrophiés devenus graisseux ou présentant des vacuoles claires, des débris cellulaires, des noyaux, des granulations graisseuses libres et des éléments inorganiques et organiques qui en dérivent[1].

Parmi ces derniers éléments, c'est par ordre de fréquence la cholestérine que l'on rencontre le plus souvent dans les liquides kystiques où la graisse n'est pas résorbée ; à l'œil nu on reconnaît déjà la cholestérine sous forme de lamelles blanches sèches et brillantes ; au microscope on voit des tablettes minces transparentes, rhombiques, dont les bords sont habituellement brisés, souvent réunies en amas solubles dans l'alcool et l'éther, dans la graisse et dans les combinaisons sodiques des sels biliaires. L'acide sulfurique colore les tablettes en orangé d'abord, puis en rouge rose et finalement les dissout. La solution iodée employée seule ne colore pas la cholestérine ; mais en l'associant à l'acide sulfurique il se produit, surtout au niveau des angles et des bords des tablettes, une coloration bleu clair.

Lorsque la graisse existe en grande quantité, on rencontre parfois, libres dans le liquide ou incluses dans des vésicules adipeuses, des houppes cristallines formées d'aiguilles ramifiées accolées et dites aiguilles d'acide margarique.

1. Dans un petit nombre de cas spéciaux on trouve des éléments qui permettent de faire le diagnostic de la variété du kyste : les kystes dermoïdes contiennent souvent des poils ; les kystes spermatiques renferment des spermatozoïdes. Mais ce sont là des cas spéciaux.

Nous signalerons pour mémoire l'existence des kystes chyleux qu'on n'a guère trouvé jusqu'à présent que dans le mésentère (Tuffier). On n'y rencontre que de la graisse émulsionnée.

Le microscope peut encore donner quelques renseignements sur la nature du liquide kystique. Dans le cas de dégénérescence muqueuse, le contenu kystique peut présenter un aspect transparent gélatineux et avoir une consistance visqueuse. Le mucus se gonfle dans l'eau ; l'acide acétique peut servir à mettre la mucine en évidence : lorsqu'on ajoute une petite quantité d'acide acétique à un liquide contenant de la mucine, on voit tout d'abord à l'œil nu un trouble blanchâtre. En ajoutant l'acide sur le bord d'une lamelle, la réaction ne se produit que sur les bords, par suite des coagulations effectuées dès l'addition de l'acide. En examinant alors la préparation à un faible grossissement, on aperçoit des filaments finement granulés s'étendant d'un corpuscule solide ou d'un élément figuré à un autre.

Certains kystes se font remarquer par la prédominance de la substance colloïde. Cette substance est formée par la coalescence de globes homogènes expulsés hors des éléments cellulaires des vésicules du corps thyroïde, des tubuli rénaux devenus kystiques, etc. La substance colloïde se distingue de la substance muqueuse par ce qu'elle ne se coagule pas par l'acide acétique. L'alcool n'y produit pas de précipité.

Lorsqu'on se trouve en présence de kystes séreux, on peut obtenir par dessiccation d'une goutte de liquide sur une lamelle des cristaux variés. Dans le cas où les parois du kyste ont été le siège d'une hémorragie, on verra quelques cristaux d'hématoïdine ; dans d'autres cas, on obtiendra des cristaux de phosphate ammonia-comagnésien, et parfois des cristaux d'urates, d'acide urique, etc., alors même que le kyste n'a pas été en communication directe avec les voies urinaires. La plupart de ces cristaux seront décrits dans le chapitre qui traite de l'examen des urines.

Les kystes non parasitaires, comme les exsudats, peuvent devenir purulents, soit après une ponction septique, soit plus rarement en l'absence de toute ponction.

De cet exposé on doit conclure qu'il est bien difficile, pour ne pas dire impossible, de trouver un caractère microscopique permettant de distinguer un exsudat d'un liquide kystique, sauf dans certains cas particuliers où l'existence d'éléments spéciaux (spermatozoïdes, cellules épidermiques, poils, cellules cylindriques à cils vibratiles, etc.), ne permet pas l'hésitation.

Il n'a été question ici que des kystes par rétention. Quant aux kystes par ramollissement qui résultent de la destruction limitée et de la liquéfaction des éléments d'un tissu néoplasique, kystes fréquents dans les tumeurs abdominales, le diagnostic d'après l'examen du liquide seul en sera presque toujours impossible. Il est bien difficile en effet de rapporter à un sarcome ou à un épithélioma quelques cellules de ces tumeurs isolées dans un liquide kystique et toujours plus ou moins modifiées.

La distinction d'un kyste et d'une hydronéphrose basée sur le seul examen d'un liquide de ponction sera de même parfois impossible. Des kystes ovariques peuvent en effet contenir des éléments de l'urine (urée, urates, etc.), alors que des liquides d'hydronéphrose ancienne peuvent n'en plus renfermer trace.

Par contre, le diagnostic de kyste parasitaire sera le plus souvent fait très rapidement à la suite du simple examen microscopique du liquide.

KYSTES PARASITAIRES

Le *kyste hydatique*, le plus fréquent des kystes parasitaires, résulte du développement naturel de l'embryon hexacanthe du *tænia échinococcus* du chien. L'embryon hexacanthe arrivant dans les tissus devient vésiculeux et sécrète à sa surface une matière qui s'organise pour former une zone cuticulaire qui est la vésicule hydatique (*hydatide mère*) au pourtour de laquelle apparaît bientôt par irritation un sac cellulo-fibreux ou *kyste adventice*. Puis les vestiges de l'embryon refoulés vers la périphérie par un liquide qui provient par voie d'osmose de la vésicule hydatique constituent par leur tassement à la face interne de cette vésicule une *membrane fertile* ou *germinale*.

A ce moment il peut y avoir arrêt dans l'évolution du parasite : la vésicule hydatique augmente et la membrane germinale disparaît. Il en résulte un kyste hydatique stérile, *acéphalocyste* de Laennec (1ᵉʳ type). Le liquide obtenu par ponction ne présentera rien de spécial. Dans certains cas pourtant, on pourra noter une assez grande quantité de cristaux de chlorure de sodium sur les lamelles où on aura fait évaporer le liquide. L'analyse chimique n'y décèlera qu'une proportion très minime d'albumine. Ce liquide, en général incoagulable par les acides et la chaleur, diffère donc peu de certains exsudats séreux.

Si, au contraire, la membrane germinale entre dans son état prolifère, elle donne naissance à deux sortes de productions : 1° les *échinocoques* ou *scolex*, ou têtes de tænias ; 2° les *hydatides filles* ou *secondaires*. Les échinocoques procèdent de vésicules proligères qui se développent à la face interne de la membrane germinale sous forme de mamelons. Quand c'est la seule forme

qui apparaît, on a un *kyste hydatique fertile à échinocoques* (2e type).

Mais en l'absence des scolex, il peut se former dans
l'épaisseur même de la vésicule hydatique, indépendamment de la membrane germinale, des vésicules
ovoïdes creuses (*hydatides filles* ou de seconde

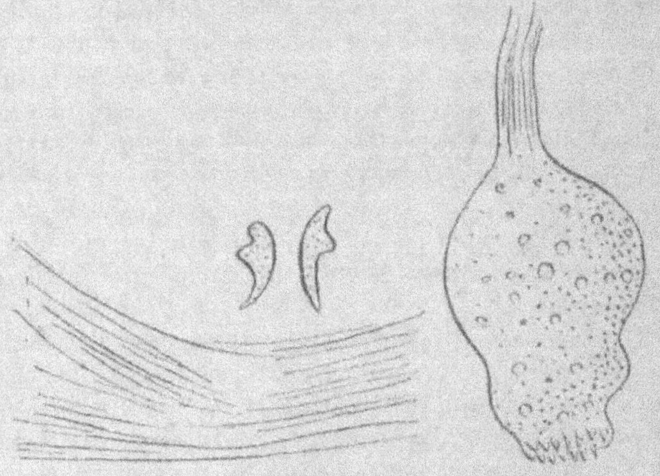

Fig. 19. — Échinocoque du foie.

Scolex provenant d'une vésicule ; la tête est sortie ; nombreuses granulations
calcaires. Gr. 150 D.

Fragment de la paroi. Gr. 150 D. Crochets d'échinocoques. Gr. 400 D.

génération), qui peuvent elles-mêmes engendrer une
troisième génération d'hydatides dites tertiaires, la
prolifération pouvant être externe (variété exogène) ou
interne (variété endogène). Un kyste ne contenant que
des hydatides est dit *kyste hydatique à hydatides* (3e type).

Si le kyste contient des hydatides et des échinocoques, il forme un *kyste hydatique à hydatides et à
échinocoques*. On peut donc trouver dans le liquide de
ponction d'un kyste hydatique fertile : des vésicules, des
scolex ou des débris en provenant.

À l'œil nu, les têtes d'échinocoques qui siègent en général à l'intérieur d'une vésicule ou qui sont supportés par des fragments de cette vésicule, apparaissent comme de petits points noirs difficiles à distinguer. On peut les détacher à l'aide d'une aiguille, et, lorsqu'on les examine dans le liquide kystique même, il n'est pas rare d'y observer des contractions qui modifient la forme de l'individu et peuvent même, lorsque le scolex est dévaginé, mettre en mouvement la couronne de crochets.

Le paroi de la vésicule est un élément de diagnostic très précieux : cette membrane transparente, souvent gélatiniforme, présente une disposition stratifiée absolument caractéristique. En excisant avec de fins ciseaux un fragment très mince dont les bords présenteront une coupe oblique, on se rend parfaitement compte de la disposition lamellaire de la membrane.

Lorsque le liquide ne présente ni scolex ni hydatides, il faut rechercher les crochets de l'échinocoque avec un grossissement assez fort (200 diamètres environ); ils ont environ 20 µ de long. Mais ce procédé souvent très long ne donne pas toujours de résultats positifs.

Dans les vieux kystes hydatiques, le liquide peut s'altérer et contenir des granulations graisseuses, des cristaux de cholestérine, etc.

Dans certains cas, sous l'influence de ponctions septiques, le kyste peut suppurer.

D'autres kystes parasitaires ont été parfois confondus avec les kystes hydatiques. Ce sont les kystes dus au développement des cysticerques du *tænia solium*. Quand l'œuf de ce tænia est absorbé par l'homme, le cysticerque qui en dérive, émigrant dans les tissus, s'entoure d'une membrane conjonctive fournie par l'organe envahi et détermine parfois une production kystique. Le parasite lui-même se trouve constitué par une vésicule de la dimension d'un pois dans laquelle se trouvent invaginés la tête et le reste du corps, qu'on arrive parfois à faire sortir en pressant progressivement sur la lamelle.

L'examen de la tête du parasite permettra de le déterminer : la tête du cysticerque du tænia solium, le plus souvent rencontré dans ces cas, a la forme d'une pyramide quadrangulaire pourvue d'une double couronne de crochets longs de 100 à 150 µ et de 4 ventouses.

Ces parasites subissent souvent chez l'homme la transformation calcaire.

Des kystes parasitaires qu'on aura rarement l'occasion d'observer chez l'homme et qui sont fréquents chez le lapin sont les kystes à psorospermies.

Le *coccidium oriforme*, agent de la psorospermose hépatique si commune chez le lapin, est une psorospermie ovalaire entourée d'une membrane à double contour, épaisse et brillante, dont le contenu granuleux est tantôt également réparti dans toute l'étendue de la cavité centrale et tantôt divisé en plusieurs masses globuleuses qui sont probablement des spores. Ces dernières, mises en liberté, se transforment en amibes qui peuvent envahir les cellules épithéliales et donner à leur tour une nouvelle génération.

Ces parasites ne doivent pas être confondus avec les œufs de cestodes et de trématodes dont les caractères seront indiqués plus loin.

PUS

Lorsqu'au cours d'une inflammation soit superficielle, soit parenchymateuse, l'issue des globules blancs du sang est très abondante, et que le liquide qui les renferme, sans tendance à se coaguler, devient d'un blanc laiteux, ou crémeux, on donne à ce liquide le nom de *pus*. D'une façon générale, le pus résulte d'infections bactériennes.

Les bactéries agissent sur les leucocytes, les liquides exsudés et sur les éléments des tissus envahis par l'inflammation en peptonisant les matières coagulables, au moyen des ferments qu'ils sécrètent.

Quel que soit le pus, il présente à considérer :

1° Le sérum, ou partie liquide ;

2° Les corpuscules du pus ;

3° Des éléments accessoires provenant des tissus où siège l'inflammation ;

4° Des microorganismes, agents pathogènes causes de la suppuration.

L'examen microscopique doit se faire aussitôt après l'ouverture de la collection purulente ; on tâche de prendre, pour faire les préparations, les parties du pus qui n'ont pas été souillées par le sang dû à l'incision.

La partie liquide du pus présente peu d'intérêt au point de vue microscopique. La chimie nous la montre contenant une quantité notable de peptone ; elle n'a pas de tendance à la coagulation spontanée. Dans certains cas spéciaux cependant on trouve une notable proportion de fibrine : le liquide est dit alors fibrino-purulent ; à un fort grossissement, les masses fibrineuses se présentent sous forme d'un feutrage à fibrilles dirigées dans toutes les directions. Une gouttelette d'acide acétique dilué suffit pour les gonfler, les rendre transparentes et permettre de voir les éléments cellulaires emprisonnés dans le lacis fibrineux.

Quand la viscosité du pus tient à la grande quantité de mucine qu'il renferme, on met cette dernière en évidence au moyen de l'acide acétique qui produit dans la préparation des coagulations fibrillaires et granuleuses insolubles dans un excès d'acide.

En laissant dessécher une goutte de pus étalée en couche mince sur une lamelle, il se forme quelques cristaux de phosphate ammoniacomagnésien, de chlorure de sodium et parfois aussi une grande quantité de cristaux de cholestérine.

Pour avoir une idée nette des corpuscules du pus ou *globules du pus*, il est nécessaire de diluer le liquide purulent dans de l'eau distillée ou de l'eau salée. Sans cette précaution, en effet, les cellules seraient trop serrées dans la préparation et l'examen gêné par un trop grand nombre d'éléments. Une goutte d'eau salée est placée sur la lame ; on y ajoute ensuite avec la pointe d'une aiguille assez de pus pour rendre la goutte opalescente ; on recouvre d'une lamelle.

Les cellules purulentes présentent pendant la vie une certaine contractilité ; leurs mouvements amiboïdes sont faciles à voir en portant les préparations sur la platine chauffante.

Dans le pus bien lié des abcès chauds, les cellules du pus se présentent sous la forme sphérique ; leur aspect est granuleux. Dans un milieu indifférent, leur structure semble uniforme ; leurs noyaux ne sont pas apparents. En ajoutant de l'eau, les cellules se gonflent et les granulations qu'elles contiennent paraissent animées de mouvements moléculaires.

L'addition d'une goutte d'acide acétique, en dissolvant les granulations albuminoïdes des cellules, fait apparaître les noyaux brillants et très réfringents. L'acide acétique permet ainsi de distinguer dans le pus deux sortes d'éléments cellulaires : des cellules uni et multinucléées.

Les cellules multinucléées possèdent deux à six noyaux ronds ou allongés ou bien en forme de biscuit, de faucille, etc., reliés les uns aux autres par de minces filaments et groupés vers la périphérie de la cellule.

Les cellules uninucléées, plus rares que les précédentes dans les inflammations aiguës, renferment un noyau granuleux très gros, parfois si volumineux que le protoplasma cellulaire n'apparaît plus que comme une très mince bande périnucléaire. Ces cellules très visqueuses peuvent se réunir en amas.

Enfin très rarement il est possible de trouver, formant une bien minime partie des éléments figurés du pus, quelques cellules fixes des tissus, présentant des signes incontestables de prolifération et montrant des figures de karyokinèse visibles sur les préparations colorées.

Les globules du pus ne subsistent pas longtemps intacts dans les collections purulentes ; ils ne tardent pas à présenter des modifications régressives.

Lorsque les globules du pus subissent la dégénérescence muqueuse, ils prennent un aspect vitreux et se détruisent très rapidement : on trouve dans le liquide beaucoup de noyaux libres et des granulations.

La métamorphose graisseuse des globules du pus est aussi très fréquente : les éléments se présentent gonflés et remplis de corpuscules noirs au point que le noyau n'est plus visible, même après l'emploi de l'acide acétique. A la lumière directe, on les aperçoit sous formes de masses brillantes contrastant avec la blancheur mate des cellules non graisseuses.

Dans certains cas, lorsqu'il s'agit de petits foyers purulents bien isolés, la masse purulente peut subir la transformation caséeuse. En dissociant au moyen d'aiguilles une petite parcelle de cette masse dans une goutte d'eau distillée et en la portant sous le microscope, on reconnaît des cellules ratatinées, des fragments cellulaires et des noyaux mis en évidence par l'acide acétique. Les divers éléments du pus peuvent se désagréger peu à peu, et finalement il est possible de ne plus rencontrer dans de vieux foyers purulents que des débris cellulaires, des granulations albuminoïdes, des gouttelettes graisseuses et des cristaux divers.

A côté des globules du pus on trouve dans toutes les collections purulentes un nombre variable de globules rouges. Ces éléments peuvent être bien conservés ; d'autres sont détruits et alors la matière colorante du sang peut se trouver sous forme de grains du pigment, nageant dans le sérum ou fixés par les cellules et sous forme de cristaux d'hématoïdine.

L'organe siège de la suppuration peut être plus ou moins affecté et certains de ses éléments modifiés peuvent tomber dans la masse purulente. C'est ainsi qu'on peut rencontrer des éléments endothéliaux dans les collections purulentes des séreuses, des fibres musculaires dans les abcès qui ont intéressé les muscles, des cellules du parenchyme hépatique dans les abcès du foie, des crochets d'échinocoques dans des kystes hydatiques suppurés. Dans le pus du furoncle on trouve constituant le bourbillon, des faisceaux de tissu conjonctif ; les fibrilles onduleuses qui les forment, traitées par l'acide acétique, gonflent, deviennent transparentes et laissent apercevoir alors d'autres fibres minces, parfois ramifiées, à contours plus foncés, qui sont des fibres élastiques ; on distingue en même temps des noyaux ovales provenant des cellules conjonctives préexistantes.

Les microorganismes agents des suppurations appartiennent à des espèces variées ; de plus, dans certains cas, lorsque le foyer a été en contact avec l'extérieur ou avec des matières en fermentation (contenu intestinal), on peut trouver dans le pus d'autres microorganismes y vivant en saprophytes et que le microscope seul sera souvent impuissant à reconnaître et à identifier. L'examen simple dans l'eau distillée ou acidulée ne peut guère donner de renseignements précis sur la nature des éléments microbiens du pus. Cet examen est cependant nécessaire. Dans certains cas, en effet, le pus peut présenter des grumeaux qu'il est bon de dissocier sur une lame avec de fines aiguilles pour les examiner extemporanément.

Il peut se faire que ces granulations soient simplement constituées par des amas de corpuscules du pus visqueux agglomérés, ou par des faisceaux conjonctifs au niveau desquels s'est produit un dépôt calcaire. Mais parfois aussi, la simple préparation dans l'eau pure ou légèrement alcalinisée suffira pour déceler la présence d'amas d'un champignon rayonné, l'*actinomyces*, agent pathogène des abcès actinomycosiques ; sauf cette exception, il est nécessaire, pour se rendre compte exactement de la présence des microbes dans le pus et pouvoir ainsi dans certains cas en déterminer la nature, d'avoir recours aux préparations colorées d'une façon spéciale. La technique est d'ailleurs très simple. Il convient tout d'abord de fixer sur la lamelle une mince couche de pus : à cet effet, une petite goutte de pus est recueillie sur la lamelle : on place en la croisant une deuxième lamelle sur la première, et quand le pus s'est étalé en couche très-mince on les sépare en les faisant doucement glisser l'une sur l'autre, et en comprimant même au besoin entre le pouce et l'index, si la consistance du pus l'exige. Les lamelles ainsi prépa-

rées sont passées au-dessus de la flamme d'une lampe à
alcool, de façon à dessécher la couche de pus, celle-ci
étant toujours tournée vers le haut. On s'habitue très
rapidement à éviter un chauffage trop prolongé qui
désorganiserait les éléments de la préparation, ainsi
qu'un chauffage insuffisant qui laisserait la couche se
déliter dès un premier lavage. Par le fait de cette dessiccation, les bactéries se trouvent fixées dans leur forme,
et, de plus, elles adhèrent fortement à la lamelle qu'on
pourra dès lors manipuler en ayant soin de ne la soumettre à aucun frottement. Les bactéries sont peu modifiées par cette opération; il se produit une légère
rétraction, un raccourcissement des éléments.

La préparation étant fixée, il faut la colorer. Les
matières colorantes à employer pour la recherche des
bactéries doivent être préparées d'avance par petite
quantité à l'état de solutions alcooliques concentrées.
La solution aqueuse dont on se sert en général est toujours faite au moment d'être employée par l'addition de
deux ou trois gouttes de la solution alcoolique dans
quelques centimètres cubes d'eau distillée. Elle est alors
filtrée. Cette manière de procéder empêche jusqu'à un
certain point la formation de précipités de granulations
colorées qui, avec un peu d'habitude, se distinguent
d'ailleurs facilement des microbes par leur coloration
foncée et leur volume très inégal variant de la fine granulation jusqu'aux volumineux fragments irréguliers.

Les colorants employés sont dans l'immense majorité des cas les couleurs basiques d'aniline connues en
histologie sous le nom de colorants nucléaires. Les
noyaux ont pour ces substances une élection qu'ils par-
tagent avec les bactéries. Ces dernières se colorent si
vivement que, lorsqu'on fait agir des décolorants sur
une préparation, elles gardent encore leur coloration
alors que les éléments cellulaires l'ont déjà perdue.

Parmi les couleurs basiques, celles qui sont d'un usage courant sont la fuchsine, le violet de méthyle B B B B B, le violet de gentiane, dont on doit toujours posséder des solutions alcooliques concentrées.

Dans certains cas, il semble que les solutions aqueuses ne réussissent que difficilement à imprégner le protoplasma de certaines espèces bactériennes. Il est nécessaire alors d'ajouter à la solution colorante certains réactifs qui jouent le rôle de *mordants* et permettent d'obtenir de meilleurs résultats. L'eau anilinée, couramment employée pour cet usage, se prépare en ajoutant environ 3 grammes d'aniline pure (huile d'aniline, phénylamine) à 100 grammes d'eau distillée. On agite, et avant de s'en servir on passe le liquide sur un linge ou un filtre mouillé qui retient les gouttelettes d'aniline non dissoutes. Cette solution étant d'une conservation difficile, Fraenkel remédie à cet inconvénient en préparant une eau anilinée contenant :

Aniline pure............ 3 centimètres cubes.
Alcool absolu 7   —   —
Eau distillée 90   —   —

La coloration des préparations se fait de la façon suivante. On verse quelques gouttes d'une solution alcoolique concentrée de fuchsine ou de violet dans un verre de montre contenant 5 ou 6 centimètres cubes d'eau anilinée et on fait flotter la lamelle sur le bain colorant, la face portant le pus étalé tournée vers le bas. La coloration est accélérée en chauffant légèrement au-dessus d'une lampe à alcool. Le temps nécessaire pour obtenir une coloration suffisante est très variable. Une surcoloration n'est, d'ailleurs, pas à craindre, car on y remédie facilement en faisant agir les *décolorants* au contact desquels les bactéries perdent leur coloration d'autant plus facilement qu'elles se sont colorées plus rapidement.

L'alcool est le décolorant le plus employé. En plongeant à plusieurs reprises la lamelle dans l'alcool dilué, on peut suivre les progrès de la décoloration et s'arrêter lorsque la lamelle présente la teinte qu'avec un peu d'habitude on juge suffisante.

Dans certains cas, on a intérêt à fixer fortement le colorant sur les éléments bactériens qui, résistant plus que les éléments cellulaires aux décolorants, pourront rester, après l'action de ceux-ci, seuls colorés sur la préparation et seront ainsi mis en évidence avec beaucoup plus de netteté. L'iode préconisé par Gram s'emploie de la façon suivante. La préparation sortant du bain colorant qui est le plus souvent obtenu à l'aide d'un bain d'eau anilinée colorée aux violets est lavée à l'eau et plongée dans la solution de Gram :

Iode..........................	1 gramme.
Iodure de potassium	2 grammes.
Eau distillée.................	300 —

jusqu'au moment où elle a pris une teinte noirâtre, ce qui demande en général à peine une minute; on lave à l'alcool jusqu'à décoloration complète. Telle est la *méthode de Gram*, qui est d'un précieux secours pour la détermination des espèces bactériennes; quelques-unes se décolorent en effet par cette méthode; d'autres au contraire restent fortement teintes en violet foncé, alors que les éléments cellulaires existant sur la préparation ne conservent qu'une très faible coloration jaunâtre.

Le fond de la préparation traitée par la méthode de Gram peut être coloré de façon à obtenir un contraste utile pour l'étude de la préparation et même pour la mise au point quand la préparation ne contient qu'un nombre très restreint de bactéries. Si les bactéries ont été colorées en violet, on pourra se servir pour colorer

le fond, de l'éosine qui sera employée en solution
aqueuse ; dix secondes suffiront pour obtenir une
bonne coloration rose des éléments histologiques décolorés par le procédé de Gram.

Cette méthode de double coloration donnera pour la
plupart des pus d'excellentes préparations ; les bactéries
teintes en violet foncé se détacheront très nettement sur
le fond rose.

Les préparations peuvent être montées dans le baume
de Canada ou la résine de Dammar dissous dans le
xylol ou l'essence de térébenthine et non dans le chloroforme, qui altère les couleurs d'aniline. Il est bon
avant de monter les préparations de les éclaircir : une
goutte d'essence de cèdre (l'essence de girofles a l'inconvénient de dissoudre les couleurs d'aniline) est déposée
sur la préparation ; on enlève l'excès avec une feuille
de buvard ; on y place une goutte de baume et on
applique la lamelle sur une lame porte-objet.

La marche à suivre la plus simple pour l'examen du
pus est la suivante :

A) Examen du pus étalé sur une lamelle et dilué
dans l'eau stérilisée ;

B) Coloration d'une lamelle garnie de pus fixé, par
une solution aqueuse de fuchsine ;

C) Coloration d'une ou plusieurs lamelles par la
méthode de Gram.

D) Dans certains cas, recherche du bacille de la tuberculose par le procédé indiqué plus loin.

Pour faire un examen bactériologique absolument
complet, ne laissant dans l'ombre aucun point douteux,
il est nécessaire de faire des cultures et des inoculations
avec le pus examiné. Mais dans bon nombre de cas
cependant, lorsque les préparations ne renferment
qu'une espèce microbienne, il est possible de la déterminer en se servant des caractères tirés de sa forme,

de ses dimensions, de sa façon de se comporter vis-à-vis des réactifs. Toutefois, dans des cas spéciaux, on pourra pratiquer une injection du pus à un lapin ou à une souris.

Ces animaux succombant en général rapidement à la suite de la diffusion des germes pathogènes dans la circulation sanguine, l'examen du sang du cœur pourra servir utilement à faire le diagnostic de l'espèce pathogène contenue dans le pus et à la différencier ainsi de saprophytes vulgaires qui envahissent quelquefois les collections purulentes et pour lesquelles le sang des animaux d'expériences n'est pas un bon milieu de culture[1].

On peut rencontrer dans un foyer de suppuration une ou plusieurs espèces pyogènes. La plus répandue est le *micrococcus pyogenes aureus* (staphylocoque doré) qui existe dans le pus sous forme de colonies plus ou moins considérables disposées en amas comparés plus ou moins justement à des grappes de raisin. Quelques-

1. Nous rappellerons brièvement ici la classification généralement adoptée des formes bactériennes les plus communes.

Les *micrococques* sont formés de cellules arrondies ou ovales se multipliant par division transversale après allongement d'un des diamètres. Les microcoques peuvent se trouver réunis deux à deux (diplocoques) ou bout à bout en chaînettes plus ou moins allongées (streptocoques). Quand la segmentation d'une cellule s'est faite selon trois plans perpendiculaires et que les tétrades ainsi formées restent réunies par paquets, elles prennent le nom de sarcines.

Les *bacilles* végètent sous forme de bâtonnets et se multiplient par division ou par sporulation endogène. Les *spirilles* sont formés par des bâtonnets courbés en spirales courtes ou longues. Les *leptothrix*, qui se présentent en général sous forme de longs filaments auxquels on trouve une différenciation en partie basilaire et sommet, peuvent apparaître segmentés en éléments bacillaires et aussi parfois sous forme de microcoques. Il en est de même des *cladothrix*, dont les filaments sont unis en fausses ramifications.

uns se rencontrent isolés ou en diplocoques. Les éléments sont en général régulièrement sphériques et mesurent de 0 µ 8 à 1 µ 2 de diamètre. Le staphylocoque doré se colore très facilement avec les diverses couleurs d'aniline. Il conserve sa coloration quand on traite les préparations par la méthode de Gram. C'est l'agent pathogène du furoncle, des abcès sous-cutanés, etc. On peut le trouver d'ailleurs dans toutes les suppurations seul ou accompagné des espèces suivantes.

Il a été rencontré normalement à la surface de la peau, dans la salive, dans le contenu intestinal, etc...

Dans certains cas, possédant une virulence spéciale, il est charrié au loin par le courant sanguin et détermine alors une pyémie. Il peut être décelé dans le sang chez certains malades atteints de rhumatisme infectieux, d'ostéomyélite suraiguë, d'endocardite infectieuse, d'adénie, etc...

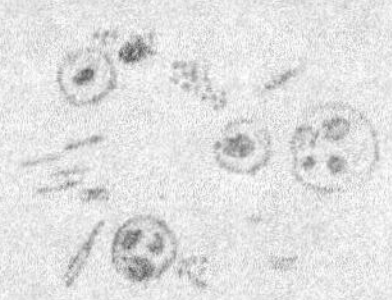

Fig. 20. — Pus à staphylocoques.
(*Micrococcus pyogenes aureus*). Gr. 600, D.

Le *micrococcus pyogenes albus* possède les mêmes caractères microscopiques que le précédent et peut se trouver avec lui dans toutes les suppurations. Comme lui, il reste coloré par la méthode de Gram. On ne peut guère le distinguer que par ses cultures, qui sont blanches, tandis que celles de l'espèce précédente sont d'un beau jaune d'or.

Il peut d'ailleurs exister seul dans les collections purulentes. D'après Rosenbach, il se rencontrerait surtout dans les pus d'une couleur blanchâtre.

Parfois ces deux espèces sont accompagnées de microcoques dont le pouvoir pathogène est douteux *m. cereus flacus, m. cereus albus*. Il sera impossible de les distinguer des *m. pyogenes aureus et albus* sur les préparations. Comme ces derniers, ils restent colorés par la méthode de Gram. La différenciation de ces diverses espèces nécessite l'emploi des cultures.

Dans les inflammations suppuratives qui ont de la tendance à s'étendre à de grandes surfaces (phlegmons diffus, etc...), on trouve en général le *micrococcus pyogenes* (streptocoque pyogène). Ce micrococque se présente dans le pus sous forme de chaînettes parfois assez courtes ; les micrococques formant ces chaînettes ont en moyenne $0\mu,8$ à 1μ de diamètre. Dans certains chapelets, quelques éléments sont très volumineux et peuvent atteindre le double du diamètre des éléments voisins. Par la méthode de Gram, le *micrococcus pyogenes* reste coloré.

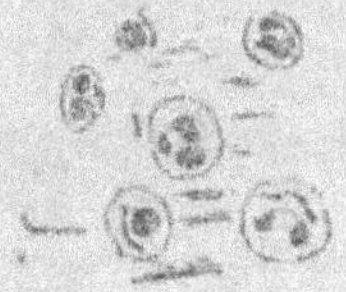

Fig. 21. — Pus à streptocoques. (*Microc. pyogenes*.) Gr. 690 D.

En se développant dans le système circulatoire, ce microbe produit l'infection puerpérale, la *phlegmasia alba dolens*, la pyémie. Des chaînettes parvenant dans divers organes éloignés de la localisation primitive peuvent y déterminer des abcès métastatiques.

Le *m. pyogenes* peut exister seul dans le pus, ou être accompagné des *m. pyogenes albus, aureus*, etc. Comme ces derniers, il est très répandu. Netter l'a isolé de la salive, du contenu intestinal de l'homme sain. L'isolement se fait très simplement : quelques gouttes des produits qu'on suppose contenir le *m. pyogenes* sont injectées à une souris. Si le microbe existe, la souris meurt en général de septicémie aiguë dans l'espace de un à trois jours, et les préparations faites avec le sang du cœur montrent les chaînettes caractéristiques. Si le microbe possède une virulence moindre, l'injection ne détermine qu'un abcès local. Chez le lapin, l'inoculation faite dans le tissu cellulaire de l'oreille détermine une inflammation assez analogue à l'érysipèle de l'homme.

Il faut se garder, lorsqu'on examine d'autres sécrétions que le pus, où on rencontre quelques chaînettes de microcoques, de les identifier avec le *micrococcus pyogenes* avant d'avoir éprouvé leur pouvoir pathogène par une inoculation.

Les *m. pyogenes aureus* et *albus* (staphylocoques) sont avec le *micrococcus pyogenes* (streptocoque), les microbes qu'on trouve le plus fréquemment dans le pus. Mais bien d'autres espèces pathogènes peuvent dans certaines circonstances devenir pyogènes.

Le *micrococcus Pasteuri* (pneumocoque de Talamon et de Fraenkel) peut, soit chez les malades atteints de pneumonie, soit chez des individus indemnes de cette affection, déterminer la production d'abcès (abcès du poumon, arthrites, otites purulentes, etc.). La forme de ce microbe n'est pas sphérique : c'est plutôt un ovoïde allongé en forme de grain de blé. Les éléments sont rarement isolés : on les rencontre plus souvent en diplocoques ou en courtes chaînettes de 4 à 6 éléments. Les dimensions varient d'un élément à l'autre : le diamètre longitudinal peut atteindre 2 μ. Sur les préparations faites avec le pus, les microcoques apparaissent entourés d'une capsule qui est en quelque sorte une atmosphère de constitution, faisant corps avec eux. Ils restent colorés par la méthode de Gram.

Ribbert indique pour colorer les capsules le liquide suivant saturé à chaud de violet dahlia :

Eau distillée	100
Alcool	50
Acide acétique	12,50

Après une immersion très courte des lamelles préparées dans ce liquide, les coccus sont colorés en bleu foncé et les capsules en bleu clair. En inoculant les produits qui contiennent ces microbes aux souris on détermine chez ces animaux une septicémie aiguë ; la mort arrive au bout de un à deux jours, et dans le sang on retrouve avec abondance les diplocoques lancéolés encapsulés. Dans les cas douteux, l'inoculation au lapin est un excellent moyen de diagnostic : l'injection intraveineuse détermine chez lui une septicémie et la mort survient en général au bout de 48 heures ; on retrouve alors facilement le pneumocoque dans le sang.

Toutefois, lorsque le pus a séjourné longtemps dans les tissus, le pneumocoque qu'il renferme ne possède plus qu'une virulence minime, et la septicémie produite par injection intraveineuse chez le lapin peut n'être pas mortelle.

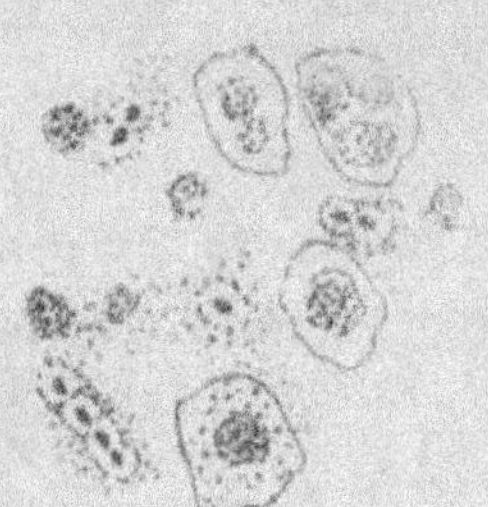

Fig. 22. — Pus à pneumocoques.

Provenant d'une méningite déterminée par le Micrococcus Pasteuri. Gr. 1,000 D.

Le pouvoir pathogène de cette espèce pour le lapin et sa coloration par la méthode de Gram permettent de la différencier d'une forme microbienne très voisine, *micrococcus Friedländeri* (pneumocoque, pneumobacille de Friedländer). Ce dernier seul est rarement pyogène ; on le trouve souvent accompagnant le *micrococcus Pasteuri* en qualité de saprophyte. Il est pathogène pour la souris et non pour le lapin et se décolore complètement par la méthode de Gram.

On a décrit sous le nom de *micrococcus pyogenes tenuis* un microcoque ovalaire, rencontré seul dans le pus de quelques abcès. Ce microcoque doit être rapporté tout simplement au *micrococcus Pasteuri*, qui peut produire des suppurations en dehors de toute localisation pulmonaire.

Le *micrococcus gonorrheæ* (gonocoque) est l'agent pathogène de la blennorragie ; dans quelques cas rares d'abcès périurétraux, de salpingites suppurées et de péritonites se produisant au cours de la blennorragie, il sera possible de déceler dans le pus ce microbe facile à reconnaître par ses caractères spéciaux : forme en diplocoque, disposition à l'intérieur des leucocytes, décoloration par la méthode de Gram. (Voir plus loin, urétrite.)

Les formes bacillaires susceptibles de devenir pyogènes sont peu nombreuses.

Le *bacillus coli communis* (bacille du colon, bacille d'Escherich) peut se trouver seul dans les exsudats purulents des séreuses, dans le pus d'abcès de divers organes (foie, corps thyroïde, ganglions, etc.)

Dans sa forme moyenne, c'est un petit bâtonnet dont les extrémités sont légèrement arrondies et dont la longueur est trois ou quatre fois plus grande que la largeur. Il mesure 2 à 3 µ de long pour 0 µ 5

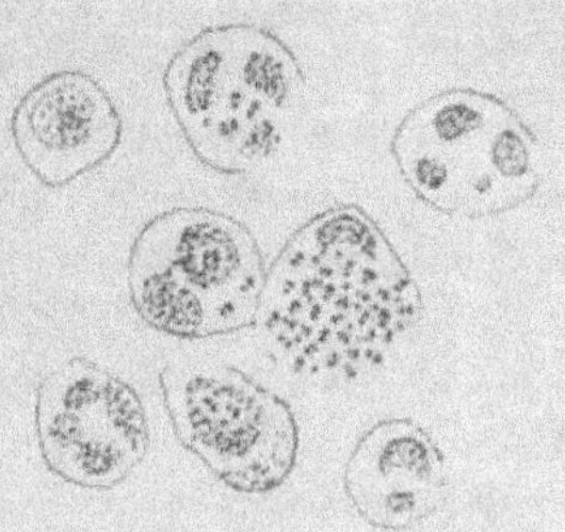

Fig. 23. — Pus à gonocoque. Urétrite aiguë. Gr. 1,000 D.

à 1 µ d'épaisseur. Les éléments sont soit isolés, soit unis par deux bout à bout. Ces bacilles se colorent très rapidement par toutes les couleurs d'aniline. La méthode de Gram les décolore. Quand le bacille est jeune, il prend la matière colorante également dans toute son étendue ; mais on peut trouver dans le pus des formes âgées où la coloration ne se fait qu'aux extrémités du bâtonnet, laissant incolore la partie moyenne qui semble un peu renflée (forme en navette).

Ces bacilles ont une grande mobilité. Le pus contenant le B. du colon est ordinairement virulent ; inoculé sous la peau chez le lapin et le cobaye, il peut déterminer une septicémie aiguë ; l'animal succombe alors au bout de un à cinq jours et son sang renferme un nombre considérable de bacilles faciles à mettre en évidence sur les préparations. Dans certains cas cependant, la virulence étant moindre, l'injection du pus produit simplement un abcès dont le contenu, surtout chez le lapin et le rat, peut finir par se résorber [1].

Quant au bacille typhique, il peut, lui aussi, exister seul dans le pus. Ses caractères morphologiques sont identiques à ceux du *B. coli*. Mais l'examen microscopique et les inoculations ne peuvent suffire pour le différencier du B. du colon.

Dans les pansements sales, on trouvait autrefois avec une grande fréquence du pus bleu. Depuis longtemps on sait que ce pus est dû au développement d'un bacille spécial, le *B. pyocyaneus* (bacille du pus bleu, bacille pyocyanique), court bâtonnet mesurant 1 µ à 1 µ,5 de long sur 0 µ,6 de large, se trouvant souvent en petits amas qui se colorent facilement. Un peu de pus pyocyanique suffit d'ailleurs pour produire la réaction de la pyocyanine et démontrer ainsi la présence du *B. pyocyaneus*; l'eau ammoniacale par laquelle on a traité le pus ou les linges à pansement est agitée avec du chloroforme

---

1. On doit identifier avec le B. du colon un certain nombre d'espèces décrites d'abord comme distinctes et produisant selon leur degré de virulence tantôt une septicémie aiguë, tantôt une suppuration locale. Les récents travaux de Vendrikx, Achard, Macaigne, etc..., ont montré qu'il n'y avait plus lieu de considérer comme espèces distinctes les :

B. pyogenes fœtidus trouvés dans les abcès de la marge de l'anus ;

B. des fèces de Brieger ;

B. neapolitanus d'Emmerich isolé des organes de cadavres cholériques (on sait aujourd'hui que le bacille du colon se répand avec une grande rapidité dans les organes après la mort). Il en est probablement de même aussi des :

B. lactis aerogenes;

B. de l'infection urinaire;

B. de l'endocardite de Gilbert et Lion.

qui s'empare de la pyocyanine et se colore en bleu de
ciel foncé. On ajoute au chloroforme un peu d'eau acidulée avec de l'acide sulfurique ou chlorhydrique.

La pyocyanine passe dans l'eau acidulée à l'état de
combinaison rose. La dissolution aqueuse saturée par
l'ammoniaque vire au bleu. Ce bacille peut, chez
l'homme, déterminer des affections diverses, arthrites

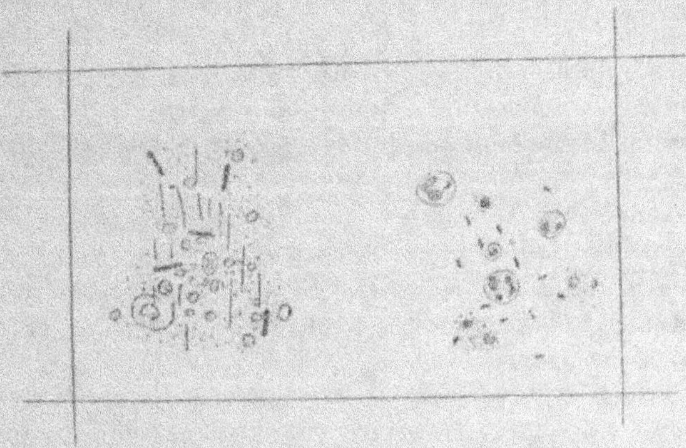

Fig. 25. — Pus d'un
ganglion péri-bronchi-
que avec B. tuberculeux.
(Chez un singe.)

Fig. 24. — Pus d'un
abcès de la bouche.
B. coli communis. Gr. 600 D.

suppurées, entérites, etc., et même une infection générale due à la pénétration du bacille dans le système
circulatoire.

Dans le pus morveux, il est facile de mettre en évidence les bacilles spécifiques de cette affection ; ce sont
des bâtonnets de 2 à 5 μ de long et de 0 μ 5 à 1 μ 5 de
large, droits ou légèrement courbés, présentant une
mobilité bien nette. Ils se colorent d'une façon peu
intense par les procédés habituels ; on arrive à obtenir
de bonnes préparations en les colorant par l'eau anilinée additionnée de violet de gentiane à laquelle on

ajoute quelques gouttes d'une solution de potasse ou d'ammoniaque. Le bacille de la morve, *B. Mallei*, se décolore par la méthode de Gram. L'animal réactif de choix pour le diagnostic précoce de la morve est le cobaye mâle. Deux jours après une injection intrapéritonéale, on constate déjà un gonflement marqué du scrotum avec élévation de la température locale. Si on incise vers le douzième jour, on constate une vaginalite suppurée avec un pus épais, jaunâtre, contenant beaucoup de bacilles. L'animal succombe d'ailleurs, généralement, deux semaines après l'inoculation.

Toutes les lésions tuberculeuses suppurées renferment à un certain moment le bacille de Koch. Il sera souvent nécessaire de rechercher le bacille dans les suppurations à forme torpide, telles que les exsudats purulents des séreuses, le pus des arthrites chroniques, des adénites, etc... Bien que dans la plupart des lésions tuberculeuses suppurées le bacille de Koch soit en quantité très minime, sa recherche est d'une importance capitale et il est nécessaire de savoir parfaitement la pratiquer. Les divers procédés sont des variantes de la méthode Koch-Ehrlich.

Les lamelles, préparées comme d'habitude, sont placées dans un bain colorant composé d'eau anilinée teinte par quelques gouttes d'une solution alcoolique concentrée de violet ou de fuchsine. Le bain s'emploie à chaud vers 50°. Dans ces conditions, le bacille tuberculeux est coloré au bout de cinq minutes.

La lamelle teinte fortement en rouge, si on a employé la fuchsine, est portée quelques secondes dans l'acide nitrique au tiers, puis passée rapidement à l'alcool et à l'eau distillée : tous les éléments (cellules, noyaux, bactéries) autres que le bacille de Koch se décolorent ; le bacille tuberculeux seul garde une teinte rouge foncée ; le fond de la préparation peut alors être coloré en bleu par un séjour d'une minute dans une solution aqueuse de bleu de méthyle.

La technique a été modifiée à l'infini. C'est ainsi que Fraenkel obtient d'un seul coup la décoloration et la recoloration des éléments en plaçant pendant quelques secondes la lamelle colorée par la solution anilinée de fuchsine dans le mélange suivant :

Eau distillée	50	parties
Alcool	30	—
Acide azotique	20	—

saturé à froid avec du bleu de méthyle.

La préparation est lavée à l'eau ou, si elle est trop colorée, à l'alcool dilué et montée dans le baume.

Cette méthode donne d'excellentes préparations qui ont l'avantage d'une mise au point facile, grâce à la teinte bleue des éléments autres que les bacilles de Koch. Cet avantage n'est pas à dédaigner, lorsqu'on cherche le bacille dans les produits où il existe en très faible proportion. La coloration par la méthode de Koch Ehrlich constitue un excellent moyen de diagnostic. Le bacille de Koch et le bacille de la lèpre sont les seuls qui se colorent par ce procédé. Mais l'acide nitrique au tiers ne décolore pas les bacilles de la lèpre après un contact d'une heure, tandis que les bacilles tuberculeux sont décolorés au bout de ce temps.

Les bâtonnets, sur les préparations colorées, mesurent de $1\,\mu$ à à $4\,\mu$ de long sur $0\,\mu\,3$ de large. Ils sont droits ou un peu courbés.

On observe souvent, surtout dans les vieux pus, qu'ils ne sont pas homogènes : on distingue alors après l'action de colorants un nombre variable de vacuoles incolores dans le corps du bâtonnet.

Les bacilles tuberculeux peuvent être intra ou extra-cellulaires.

Dans tout pus quelque peu ancien, il peut arriver que l'examen microscopique ne décèle aucune bactérie.

C'est que le pus renferme des produits bactéricides, cause de la disparition progressive des bactéries pyogènes. Il est impossible de fixer l'époque après laquelle un liquide purulent peut ne plus contenir de bactéries ; après quelques jours, des collections peuvent être trouvées stériles, tandis qu'au bout de plusieurs mois, des abcès peuvent encore contenir des microcoques pyogènes. Mais dans bien des cas l'examen microscopique ne peut suffire pour affirmer l'absence complète de bactéries dans une collection purulente ; les bactéries, en effet, sont parfois en nombre tellement restreint que les rares échantillons qui existent sur les préparations peuvent passer inaperçus.

On doit, en cas d'absence des bactéries sur les préparations, avoir recours aux cultures et aux inoculations. Ces dernières seront même indispensables, lorsqu'on soupçonnera la nature tuberculeuse du pus. Dans les suppurations de cette nature, en effet, la présence des bacilles de Koch en quantité notable sur les préparations est l'exception. Mais l'inoculation du pus à un cobaye permet d'élucider le diagnostic : la tuberculisation du cobaye est la règle.

Les microorganismes pyogènes décrits jusqu'ici sont des bactéries véritables ; mais des organismes microscopiques d'un ordre plus élevé peuvent déterminer la production de foyers purulents. Tel est le pus dû au développement de l'*actinomyces*. Le pus actinomycosique est en général remarquable par la forte proportion de grumeaux consistants d'un jaune soufre qu'il renferme. Ces grumeaux, qui atteignent parfois le volume d'un grain de millet, sont souvent entourés d'une couche de globules de pus si dense que les éléments d'*actinomyces* ne deviennent visibles qu'après l'action des alcalis. Ces masses sont constituées par un groupement de filaments partant d'un centre et se terminant à la périphérie par des massues (fleurons) d'un aspect tout spécial.

Les filaments forment un mycélium constituant un feutrage souvent très serré. La longueur ordinaire des massues est de 15 à 30 μ et la plus grande largeur de 10 μ. La largeur des filaments qui forment la continuation des massues est à peine de 1 μ 5. Ces filaments, dont la longueur varie dans des proportions considérables, peuvent présenter des ramifications.

Les filaments mycéliens se colorent par les couleurs basiques d'aniline, tandis que les massues ne se colorent pas.

La méthode de Gram donne de bonnes préparations : les filaments gardent la couleur fixée par l'iode et les massues peuvent alors prendre une autre teinte sous l'action d'un colorant acide.

L'orséine présente de grands avantages pour la coloration de l'*actinomyces* : elle colore en rouge intense les massues et en bleu le mycélium et les noyaux du tissu environnant. La solution concentrée qui doit être employée s'obtient en ajoutant en grande quantité la matière colorante en poudre à de l'eau distillée additionnée de 1 p. 10 d'acide acétique. Les préparations, laissées pendant une demi-heure dans la solution concentrée d'orséine, sont ensuite décolorées par l'alcool : les hématies retiennent aussi la coloration rouge, mais ils prennent une teinte rouge brunâtre qui, avec leur forme, permet de les distinguer facilement des massues de l'*actinomyces* [1].

1. Lemière se sert avec succès du procédé suivant pour colorer l'*actinomyces*. Le pus déposé sur la lamelle est lavé abondamment à l'éther; puis, on laisse baigner la préparation pendant quelque temps dans une solution concentrée de potasse

Les massues peuvent dans certains cas s'infiltrer de
sels calcaires et elles deviennent alors difficilement
visibles. Il est nécessaire de faire agir l'acide chlorhydrique très étendu pour les décalcifier; on fait apparaître de cette façon les formes typiques de l'*actinomyces*.
Parfois cependant les massues terminales ne sont plus
apparentes et on ne trouve plus dans le pus que des
filaments enchevêtrés : ces filaments ne présentent pas
une constitution homogène ; le protoplasma s'y condense
en certains points sous forme de petites masses sphériques qui se colorent très vivement, le reste du filament restant incolore.

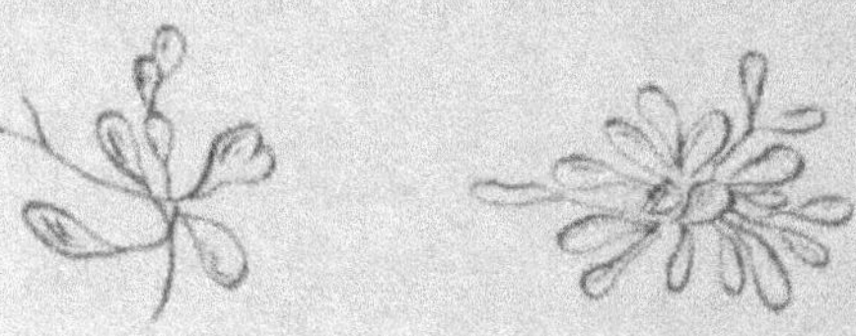

Fig. 26. — Pus à actinomyces.
Dissociation dans la soude ; quelques actinomyces. Gr. 1,000 D.

En injectant au lapin du pus renfermant l'*actinomyces*, on a des chances d'obtenir des nodosités ayant
peu de tendance à la suppuration et qui présenteront
des filaments mycéliens; dans les nodosités expérimen-
tales que nous avons obtenues, les formes en massues
ont toujours fait défaut.

ou de soude caustique préparée récemment (précaution importante, car les solutions anciennes se peuplent facilement de
champignons). La potasse est alors remplacée par une solution
aqueuse d'éosine à 5 0/0 qui doit agir pendant un quart d'heure.
Puis la préparation est lavée avec une solution concentrée
d'acétate de soude ou de potasse, montée dans la même solution et lutée à la paraffine. Sur ces préparations, les *actinomyces*
sont seuls conservés : le mycélium est coloré en rouge vif, tandis que les massues ont une couleur qui varie du rose au jaune
pâle.

Lorsque le pus ne contient qu'une seule espèce de bactéries, il sera souvent facile d'en faire le diagnostic par le simple examen des lamelles colorées. La forme, la disposition des microbes, leur coloration ou leur décoloration par les méthodes de Gram et d'Ehrlich seront les principaux éléments du diagnostic. Mais, quand un pus renferme des espèces bactériennes variées, l'examen microscopique seul ne peut en général suffire. Il faut avoir recours aux méthodes ordinaires d'isolement des bactéries pour distinguer ces diverses espèces.

DÉGÉNÉRESCENCE CASÉEUSE. — NÉCROSE

Des suppurations on peut rapprocher les processus de nécrose dont la signification pathologique est la mort définitive des tissus comprenant les cellules aussi bien que la substance intercellulaire. La dégénérescence caséeuse est une phase de transition dans laquelle les tissus caséifiés ressemblent à l'œil nu à des masses de fromage blanc desséché. Le siège de prédilection de cette transformation est dans les tissus lymphoïdes et cellulaires d'origine conjonctive et la cause la plus fréquente en est la tuberculose. La dégénérescence caséeuse est le résultat d'une rétraction progressive des tissus par déshydratation sans modification chimique. Dans les amas caséeux typiques, on ne trouve que des masses albumineuses formées de débris méconnaissables, noyaux, fragments cellulaires, au milieu d'un magma finement granuleux. Souvent les masses caséeuses contiennent une certaine quantité de graisse due à la dégénérescence graisseuse de certains éléments cellulaires.

On doit savoir différencier la dégénérescence caséeuse

de la dégénérescence graisseuse, lorsqu'il s'agit, par exemple, de déterminer si certaines masses caséiformes doivent être attribuées à la tuberculose ou à la syphilis. Une faible quantité de graisse ne permet pas de rejeter l'hypothèse d'une transformation caséeuse. Lorsque la masse est graisseuse, vue à un faible grossissement, elle possède une opacité considérable que l'acide acétique est impuissant à faire disparaître. La masse devient au contraire transparente après l'action de l'acide acétique quand l'opacité est due à des granulations albuminoïdes.

La nécrose, qui macroscopiquement ressemble à la dégénérescence caséeuse, s'en différencie histologiquement par ce fait que les éléments cellulaires ont conservé leurs formes. Dès le début de la nécrose, les noyaux perdent leur réfringence, puis peu à peu ils disparaissent et il devient impossible de les isoler du corps cellulaire par l'acide acétique. Ils n'ont pas plus d'élection pour les réactifs que le reste du protoplasma et la cellule tout entière paraît remplie de fines granulations.

La nécrose, quel qu'en soit le mécanisme, peut d'aseptique devenir septique : dans ce cas, la portion nécrosée est le siège d'un développement bactérien qui détermine souvent des phénomènes de fermentation putride.

QUATRIÈME PARTIE

SÉCRÉTIONS DE L'APPAREIL RESPIRATOIRE

EXAMEN DES SÉCRÉTIONS NASALES

A l'état normal, le mucus nasal ne contient que quelques leucocytes et de rares cellules épithéliales, les unes pavimenteuses, provenant de la partie antérieure de la muqueuse nasale, les autres coniques, mesurant jusqu'à 60 µ de long, à cils vibratiles, provenant des arrière-cavités des fosses nasales.

Dans le coryza, la sécrétion d'abord presque nulle devient bientôt séreuse, fluide, puis épaisse et muqueuse. La sécrétion séreuse examinée à l'état frais contient des leucocytes, quelques globules rouges et des cellules à cils vibratiles dont quelques-unes sont devenues caliciformes. D'autres sont considérablement modifiées et forment des globes sphériques possédant quelques cils à leur surface.

Dans les petits flocons blanchâtres de la période suivante, on trouve une quantité considérable de leucocytes et un nombre restreint de cellules épithéliales.

L'examen des lamelles faites avec la sécrétion du coryza aigu et colorées pour la recherche des bactéries, et l'inoculation de ces produits, y montrent l'existence du pneumocoque et du streptocoque pyogène.

Dans le catarrhe purulent des fosses nasales, l'agent pathogène est souvent le streptocoque doué d'ailleurs de peu de virulence. Lorsque la sécrétion devient fétide, on y trouve une quantité de bactéries de formes diverses, et parmi elles des bacilles courts qui dans les cultures donnent des produits à odeur infecte. C'est probablement à ces bacilles qu'est dû l'ozène.

Il existe des cas où sous l'influence de troubles nerveux la sécrétion nasale devient très abondante. Elle est alors presque aqueuse et ne contient qu'une quantité très minime d'éléments cellulaires.

Dans l'écoulement par le nez de liquide céphalorachidien consécutif à certaines fractures de la base du crâne, on ne trouve guère d'éléments cellulaires, à moins que ce liquide ne soit teint légèrement en rose par une quantité assez notable de globules rouges. L'examen chimique permet d'ailleurs de reconnaître facilement le liquide céphalorachidien : il contient très peu d'albumine et une quantité notable de chlorures alcalins.

Meissen a signalé la présence des cristaux de Charcot (voir page 132) dans le mucus nasal d'un asthmatique.

Dans les fausses membranes dues aux localisations nasales de la diphtérie on retrouve le bacille diphtéritique. (V. plus loin, p. 162.)

La sécrétion purulente qui se produit au niveau des ulcérations tuberculeuses contient en petite quantité le bacille de Koch. Quand on n'arrive pas à le déceler sur les préparations, l'inoculation à un cobaye doit être tentée ; on pourra ainsi différencier les produits d'une ulcération tuberculeuse de ceux d'une ulcération syphilitique ou morveuse.

Dans certaines localisations de l'actinomycose à la

base du crâne, on a pu constater l'existence de l'*actinomyces* dans les sécrétions nasales.

Enfin on a signalé parfois la présence accidentelle de parasites végétaux et animaux dans la cavité nasopharyngienne (aspergillus, champignon du muguet, larves de mouches, myriapodes, etc...).

EXAMEN DES CRACHATS

Pour faire l'examen simple d'un crachat, on en place une parcelle dans une goutte d'eau sur une lame porte-objet ; on la dissocie, on l'écrase avec une lamelle et on examine avec un grossissement de deux à trois cents diamètres. On peut de cette manière voir les éléments cellulaires, les fibres et les cristaux contenus dans le crachat.

L'examen après coloration permet seul de découvrir les microorganismes pathogènes ou saprophytes qui s'y trouvent.

Les crachats peuvent renfermer deux sortes d'éléments : 1° ceux qu'on rencontre dans presque toutes les sécrétions : cellules épithéliales et leucocytes ; 2° ceux qui sont spéciaux à une affection déterminée, comme les bacilles tuberculeux. Ces derniers seuls peuvent être considérés comme pathognomoniques.

Les éléments épithéliaux existant dans les crachats sont de provenances diverses. On peut y trouver tout d'abord de grandes cellules plates, polygonales, provenant de la salive ; puis, de grandes cellules cylindriques à cils vibratiles qui recouvrent la muqueuse aérienne, sauf au niveau de la glotte, où existe un épithélium pavimenteux stratifié et au niveau des alvéoles pulmonaires, où l'épithélium est simple.

Les cellules cylindriques, très nombreuses, peuvent

être modifiées ; bien souvent leur forme est irrégulière, polyédrique ou même sphérique. Cependant, lorsqu'on les examine à l'état frais, il est possible de distinguer en un point de leur surface une touffe de cils vibratiles. En outre, le traitement par le carmin et l'acide acétique permet d'y déceler un noyau ovale, nucléolé. Quelques-unes de ces cellules sont devenues caliciformes.

Les cellules de l'épithélium alvéolaire sont arrondies, ovalaires, ou polygonales, à angles mousses. Elles mesurent de 20 à 25 µ de diamètre. Elles ont de 1 à 3 noyaux ovales, petits, et peuvent contenir en quantité parfois considérable des granulations graisseuses très fines et des particules charbonneuses sous forme de petits fragments irréguliers ou arrondis provenant de l'atmosphère. Dans les cas d'infarctus pulmonaire, ces cellules renferment soit des cristaux d'hématoïdine, soit des petites granulations d'hématine.

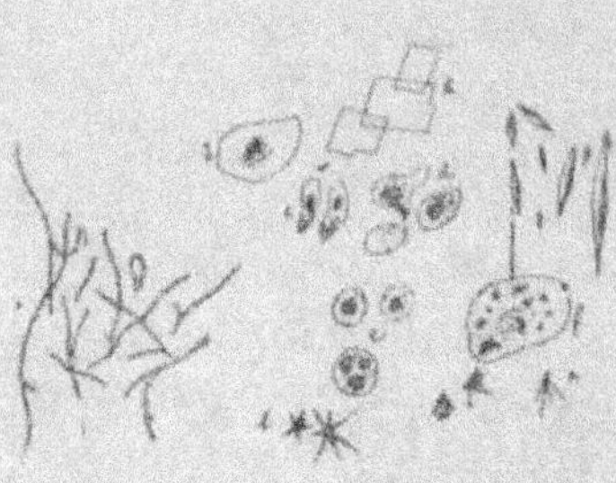

Fig. 27.

a, tissu élastique ; b, cellule de l'épithélium ; c, cellules des bronchioles ; d, cellules alvéolaires ; e, leucocytes, Gr. 500 D ; f, cellule alvéolaire infiltrée de charbon, Gr. 800 D ; g, cristaux de Charcot ; h, cristaux de cholestérine ; i, acide palmitique ; k, trypsine ; l, acide stéarique.

La présence dans les crachats de l'épithélium alvéolaire n'a pas l'importance qu'on lui attribuait autrefois. Ces cellules se retrouvent en effet dans les bronchites les plus légères et ne sont d'un caractère fâcheux que quand les crachats qui les contiennent persistent long-temps.

Les leucocytes existent dans tous les crachats. Tantôt ils ont conservé leur aspect normal ; tantôt ils sont en voie de désagrégation : à côté de leucocytes intacts, on trouve des noyaux de leucocytes détruits et une quantité considérable de granulations graisseuses et albumineuses qui en proviennent.

Les globules rouges qui se trouvent dans certains crachats peuvent être intacts ou avoir perdu leur hémoglobine et être réduits à l'état de simples disques incolores. Dans certains cas, ils sont détruits et on ne retrouve plus que leur matière colorante sous forme de cristaux d'hématoïdine et de granulations d'hématine.

Les exsudats bronchiques peuvent apparaître sous forme de grumeaux blancs opaques, parfois filamenteux et ramifiés. Il faut savoir distinguer les filaments fibrineux des traînées de mucus concret. L'acide acétique, en rendant transparente la fibrine, fait apparaître les éléments cellulaires qu'elle renferme, tandis qu'il n'a pas cette action sur le mucus coagulé.

Dans toute affection s'accompagnant d'un processus destructeur du parenchyme pulmonaire, on trouve à certains moments des fibres élastiques dans les crachats. Ces fibres, difficiles à voir en examinant les crachats directement, sont mises en évidence de la façon suivante : on porte une goutte de solution aqueuse de potasse caustique à 10 0/0 sur une lame; puis on y ajoute une parcelle du crachat. La potasse fait disparaître les amas de leucocytes, ainsi que les autres éléments, et laisse intactes les fibres élastiques qu'on voit alors facilement en examinant la préparation à un grossissement de deux cents diamètres. Ces fibres apparaissent sous forme de filaments brillants incolores, homogènes, limités par un contour régulier, de 1 à 3 μ d'épaisseur; elles sont onduleuses et parfois bifurquées; on peut les colorer par l'éosine.

Quand les matières expectorées ont séjourné pendant un certain temps dans une excavation pulmonaire où elles ont subi l'action de ferments bactériens, il est de règle d'y rencontrer une quantité notable de cristaux de substances grasses soit sous forme de fines aiguilles isolées ou réunies en rosette, soit sous forme de longs filaments à direction rectiligne ou courbe, dont la détermination précise est difficile et n'offre d'ailleurs guère d'intérêt.

Enfin, l'existence dans les crachats de microbes pathogènes permet bien souvent d'infirmer ou de confirmer un diagnostic hésitant. La flore microbienne contenue dans les crachats est en général assez variée ; à côté des microbes pathogènes, on rencontre toujours de vulgaires saprophytes. Aussi, en cas de doute, alors que les préparations ne permettent pas de différencier une espèce par les caractères tirés de sa forme, de ses dimensions, de sa manière de se comporter vis-à-vis des colorants, il est de toute nécessité de recourir aux cultures et aux inoculations.

EXAMEN
DES CRACHATS DANS DIFFÉRENTES AFFECTIONS
DE L'APPAREIL RESPIRATOIRE

AFFECTIONS LARYNGÉES

Dans les laryngites aiguës et chroniques, les crachats ressemblent beaucoup à ceux qu'on observe dans les pharyngites et les bronchites. (Voir plus loin, p. 136.)

Quand la muqueuse laryngée est le siège d'ulcérations, l'examen microscopique des crachats peut rendre les plus grands services en fixant le clinicien sur leur nature. Cet examen peut porter soit sur les crachats rejetés par le malade, soit plutôt sur la sécrétion recueillie directement sur la muqueuse laryngée au moyen de petites éponges montées sur une tige flexible. Cette dernière précaution est nécessaire en effet, surtout dans les cas où on soupçonne une laryngite tuberculeuse ; car, en examinant des crachats, on s'expose à y trouver des bacilles provenant du poumon. Si on les rencontre au contraire dans l'exsudat recueilli au niveau de la muqueuse du larynx, on peut diagnostiquer la tuberculose de cet organe.

La présence du bacille de Koch dans les produits de laryngite permet seule de différencier la laryngite tuberculeuse de la laryngite simple. Dans ces deux affections, en effet, on peut trouver des fibres élastiques dont l'existence n'a plus aucune importance pour le diagnostic.

Le processus de destruction dans la laryngite tuberculeuse peut amener la nécrose des cartilages dont quelques fragments se retrouvent dans les crachats.

Dans les cas d'affection néoplasique du larynx, les crachats peuvent être purulents, fétides, hémorragiques. Les seuls éléments pathognomoniques qu'on rencontre de loin en loin, surtout à la période d'ulcération du néoplasme, sont de petites masses charnues, brunâtres, qui, colorées par le carmin, se montrent formées de proliférations cellulaires de nature maligne. Mais, lorsqu'on ne retrouve que quelques cellules rondes, éparses dans le liquide des crachats, ou ramenées par le raclage, il n'est guère possible de se prononcer d'une façon absolue sur leur nature, les cellules sphériques plus ou moins modifiées de certains néoplasmes étant bien difficiles à différencier des leucocytes existant dans le liquide examiné.

BRONCHITE AIGUË

L'expectoration au début est formée par un liquide visqueux dans lequel se trouvent quelques globules blancs et des cellules épithéliales à cils vibratiles plus ou moins modifiées. Les globules rouges existent parfois en quantité assez considérable pour former des stries visibles à l'œil nu. On y trouve en général peu de cellules de l'épithélium alvéolaire.

Aux crachats crus du début succèdent bientôt les crachats cuits, épais, purulents, offrant macroscopiquement une grande ressemblance avec les crachats de la tuberculose pulmonaire, mais s'en distinguant facilement par l'absence de fibres élastiques et de bacilles de Koch. Dans ces crachats, on ne trouve guère que des leucocytes et très peu ou même pas du tout de cellules épithéliales.

Quelle que soit la cause occasionnelle de la bronchite aiguë, les crachats peuvent contenir des bactéries pathogènes faciles à mettre en évidence par les préparations et les inoculations. On y rencontre assez souvent les microcoques vulgaires de la suppuration et parfois aussi le streptocoque et le pneumocoque.

BRONCHITE CHRONIQUE

Les crachats, constitués par des masses blanchâtres ou d'un blanc jaunâtre nageant dans un liquide séreux ou muqueux, sont formés presque entièrement de leucocytes granuleux plus ou moins modifiés. On trouve moins de cellules à cils vibratiles que dans le catarrhe aigu, mais on y rencontre parfois une proportion notable de cellules alvéolaires et de fibres élastiques.

Une forme de bronchite chronique dite catarrhe sec de Laënnec est caractérisée par une expectoration peu abondante, de consistance épaisse, grisâtre, ne survenant qu'après des quintes de toux pénibles. Elle est produite par l'inflammation des petites bronches. Des stries sanguinolentes peuvent apparaître de temps en temps dans les crachats. La teinte grisâtre qu'ils possèdent est due à la présence de nombreux corpuscules de charbon provenant de l'atmosphère.

ASTHME

L'expectoration qui suit l'attaque est visqueuse, aérée, abondante ; elle présente des petits grumeaux jaunes ou verdâtres formés de leucocytes granuleux et de cellules d'épithélium bronchique peu altérées.

Ungar et Curschmann ont signalé dans l'expectoration des asthmatiques des produits d'exsudat remarquables par leur torsion en spirale et dits *spirales de Curschmann*. Ce sont des coagulations provenant des petites bronches, atteignant jusqu'à 2 et 3 centimètres de longueur sur $0^{mm},5$ à $1^{mm},5$ de largeur, nettement tordues en spirale, d'un aspect brillant, parfois ramifiées. Ces coagulations sont formées d'une masse striée devenant transparente sous l'action de l'acide acétique, contenant outre des leucocytes et des cellules de l'épithélium alvéolaire, de nombreux cristaux octaédriques dits cristaux de Charcot.

Ces cristaux, qui ne sont d'ailleurs nullement propres aux expectorations des asthmatiques (on les a retrouvés dans les crachats de la bronchite simple, de la pneumonie, dans les tumeurs, dans la rate et la moelle des os au cours de la leucémie) sont incolores, en forme d'octaèdres très allongés. Ils peuvent atteindre 60 μ et même davantage ; ils sont peu solubles dans l'eau froide et plus dans l'eau bouillante, les acides acétique, tartrique, phosphorique, mais insolubles dans l'éther, l'alcool. La recherche des cristaux de Charcot est facilitée quand on éclaircit les préparations à l'aide de la lévulose.

Dans les crachats d'un asthmatique exempt d'oxalurie, Ungar a trouvé des cristaux d'oxalate de chaux.

BRONCHITES FIBRINEUSES

Dans ces affections dont l'étiologie est loin d'être parfaitement connue on observe dans les matières expectorées la présence de concrétions fibrineuses d'un gris blanchâtre. L'acide acétique, en gonflant la fibrine, la rend transparente et permet de constater qu'elle englobe des leucocytes, des cellules épithéliales, quelques globules rouges et des granulations graisseuses.

Lucas Championnière a décrit sous le nom de bronchite pseudomembraneuse une affection caractérisée aussi par le rejet de moules bronchiques. Ces fausses membranes, blanchâtres, semi-transparentes, ont une canalisation centrale, comme celles de la diphtérie laryngo-bronchique. Leur structure est muco-albumineuse : au centre des feuillets muqueux concentriques se voient quelques leucocytes et surtout beaucoup de granulations protéiques.

BRONCHITE DIPHTÉRITIQUE

Quand la diphtérie se propage à la muqueuse bronchique, il existe, tapissant la paroi interne des bronches, une membrane continue dont des fragments peuvent être expulsés à la suite des efforts de toux. Les fausses membranes ainsi rejetées affectent parfois la forme de tuyaux percés seulement d'un petit canal central. Elles présentent la structure des fausses membranes de la diphtérie laryngée et on peut y mettre en évidence les bacilles spécifiques de la même façon que dans ces dernières.

BRONCHIECTASIE, BRONCHITE FÉTIDE

Les crachats dans ces deux affections offrent peu de différences. En général, dans la bronchite fétide, la toux est fréquente, facile, et l'expectoration peu abondante, tandis que dans la dilatation bronchique les quintes de toux plus espacées amènent une expectoration très abondante de matières putrides.

Dans ces deux affections, les crachats sont filants, fétides, d'une coloration verdâtre ; ils sont muco-purulents ; on trouve des fibres élastiques en plus grande quantité dans la bronchiectasie que dans la bronchite putride.

Parfois aussi, comme dans la gangrène pulmonaire, on y rencontre des cristaux d'acides gras.

Enfin, les préparations colorées pour la recherche des bactéries montrent la présence d'une quantité énorme de formes microbiennes variées, que les cultures et les inoculations permettent seules de déterminer.

GANGRÈNE PULMONAIRE

Cette affection est caractérisée par une expectoration d'une odeur excessivement pénétrante. Mis dans un verre à pied, les crachats se séparent généralement en trois couches : dans la couche inférieure jaune verdâtre ou brunâtre, on trouve des grumeaux très fétides et parfois des débris grisâtres de tissu pulmonaire gangrené ; cette masse inférieure est formée de leucocytes et de cristaux de phosphate ammoniaco-magnésien ; les grumeaux qu'on y rencontre contiennent les détritus où se voient des fibres élastiques, des pigments hématiques, des gouttelettes de graisse, des cristaux d'acides gras, etc...

La couche moyenne blanchâtre est formée en grande partie de flocons de mucus contenant des leucocytes et des granulations albuminoïdes. Quant à la couche supérieure, elle est formée de pus et de mucus.

Les lamelles préparées avec une parcelle de crachat prise à un niveau quelconque et colorées en vue de la recherche des bactéries montrent l'existence d'une quantité très considérable de microbes divers (coccus, bacilles, leptothrix), dont aucun d'ailleurs n'est spécial à la gangrène pulmonaire.

En somme, à part les fragments de poumon nécrosé dont l'existence est peu fréquente dans l'expectoration au cours de la gangrène pulmonaire, il n'y a pas d'éléments de diagnostic permettant de différencier au microscope d'une façon absolue les crachats fétides de la gangrène pulmonaire de ceux de la bronchiectasie.

Il faut se rappeler que, si la présence de crachats putrides permet de supposer l'existence de la gangrène pulmonaire, leur absence ne suffit pas pour éliminer cette hypothèse. La gangrène superficielle des bronchioles, de même que la gangrène des parties sous-pleurales du poumon qui ont peu de chances d'être contaminées par les bactéries de la putréfaction, peuvent ne pas s'accompagner d'expectoration fétide.

ABCÈS PULMONAIRE

Quand l'abcès n'a pas été en contact avec l'air extérieur, le pus n'est pas en général fétide. L'aspect en est franchement purulent, surtout lorsqu'il est rendu dans une vomique. On y trouve des leucocytes plus ou moins modifiés, selon l'âge de l'abcès, quelques fibres élastiques et des bactéries pyogènes (pneumocoque, streptocoque, microcoques pyogènes). Parfois, au sein des matières expectorées, il existe des petits grumeaux noirâtres, qui sont des débris du parenchyme pulmonaire.

Si le pus est ancien, les leucocytes peuvent avoir subi la dégénérescence graisseuse et on y trouve en outre des cristaux de cholestérine. Il est bien difficile, lorsque le pus d'une vomique ne contient pas de débris du parenchyme pulmonaire, de dire, d'après l'examen microscopique seul, si le pus provient d'un abcès pleural, d'un abcès intrapulmonaire, ou même d'une collection suppurée extrathoracique.

Dans certains cas, l'existence de cellules hépatiques dans le pus a permis de faire le diagnostic d'abcès du foie ouvert dans les bronches.

ŒDÈME PULMONAIRE

A la suite des efforts de toux, il se produit dans l'œdème pulmonaire une expectoration sérospumeuse souvent striée de sang. On y rencontre de nombreuses cellules épithéliales et quelques leucocytes au milieu d'un liquide séreux.

BRONCHO-PNEUMONIES AIGUËS

Ce qui doit intéresser le praticien dans l'examen des crachats d'une broncho-pneumonie, c'est l'agent pathogène auquel elle est due. Assez souvent les préparations colorées spécialement pour la recherche des bactéries mettront en évidence une forme bactérienne prédominante au milieu des leucocytes et des cellules de l'épithélium broncho-alvéolaire. Parfois on verra des chaînettes de microcoques exister seules dans les parties muco-purulentes de l'expectoration : les broncho-pneumonies à streptocoques compliquent souvent la rougeole, l'infection puerpérale, etc... : elles peuvent se produire indépendamment de ces diverses affections.

Mais, pour être exactement renseigné sur la nature exacte du microbe pathogène dans un cas de broncho-pneumonie, il est indispensable d'avoir recours à la méthode des inoculations : une parcelle de crachat délayée dans de l'eau stérilisée est injectée sous la peau d'une souris ou d'un lapin. L'examen du sang du cœur de l'animal qui meurt souvent de septicémie aiguë permet d'y déceler, selon les cas, le streptocoque pyogène, le pneumocoque ou les staphylocoques pyogènes.

On pourrait de même se servir, pour faire l'inoculation à un animal, du liquide retiré par ponction du poumon au moyen d'une seringue stérilisée munie d'une aiguille assez longue.

PNEUMONIE

Au début de la pneumonie franche, l'expectoration, lorsqu'elle existe, est visqueuse, épaisse, riche en mucine, parfois striée de sang. Puis elle devient plus abondante, et les crachats de coloration rouge foncé sont dits crachats rouillés. On y trouve des globules rouges plus ou moins altérés, des leucocytes et quelques cellules de l'épithélium alvéolaire.

Au stade de résolution, l'expectoration est purulente, nummulaire. Il y a disparition des globules sanguins, augmentation des leucocytes dont un certain nombre sont devenus graisseux.

Quelquefois on observe l'élimination de moules fibrineux provenant des petites bronches et qui ne sont en somme que la continuation des infarctus fibrineux intraalvéolaires.

Dans les pneumonies typiques, on trouve en quantité considérable le pneumocoque encapsulé étudié par Pasteur dans la salive et décrit ensuite dans les crachats pneumoniques par Talamon et Fraenkel. Les lamelles colorées par la méthode de Gram (V. page 112) sont très favorables pour la démonstration de ces coccus ovales, encapsulés, parfois isolés, plus souvent réunis par deux et souvent en chaînettes.

En même temps que le pneumocoque de Talamon et Fraenkel, on peut rencontrer dans les crachats pneumoniques des saprophytes tels que le *micrococcus Friedlanderi* qui se décolore par la méthode de Gram.

Dans les cas de pneumonie bâtarde comme on en rencontre souvent chez les vieillards, dans les pneumonies dites abortives, le pneumocoque peut être en assez faible quantité dans les crachats pour que son existence ne puisse être affirmée à la suite d'un simple examen microscopique. L'inoculation à une souris d'une parcelle de crachat permet de se prononcer.

D'autre part, le pneumocoque existant souvent dans la salive des individus sains et acquérant en général une virulence notable à la moindre inflammation de la muqueuse bronchique, il est bien évident que la présence de ce microorganisme dans les crachats démontrée

par les préparations et le résultat des inoculations ne
peut avoir qu'une valeur très relative au point de vue
du diagnostic de la pneumonie dans les cas douteux.

Dans les pneumonies consécutives à un embolus
septique, la couleur de l'expectoration varie du rouge
au noir et les crachats restent tels en général pendant
plus d'une semaine ; la matière colorante du sang y est
en partie altérée et les globules rouges qu'on y trouve
sont déformés.

Dans la pneumonie chronique, les crachats présentent
souvent au milieu de cellules épithéliales plus ou moins
modifiées quelques fibres élastiques. Ils se différen-
cient des crachats tuberculeux par l'absence des bacilles
de Koch.

Quand la pneumonie se termine par gangrène, les crachats présentent les caractères spéciaux à cette affection.

PNEUMOCONIOSES

L'expectoration varie suivant la nature et la quantité
des poussières absorbées. Les crachats sont noirs si le
malade a longtemps respiré des poussières charbonneuses. Une coloration brunâtre ou jaune d'ocre est
due à une absorption de poussières de fer.

A l'examen microscopique simple, on reconnaît que
les poussières rejetées dans les crachats sont en partie
contenues dans les cellules épithéliales et en partie dans
les leucocytes ; un certain nombre sont libres dans le
liquide.

Les poussières de charbon se trouvent sous forme
de grains irréguliers et non cristallins, inattaquables
par les acides forts et par les alcalins. Elles se distinguent ainsi facilement des granulations et des cristaux
d'hématoïdine qui proviennent de vieux foyers hémorragiques.

Les poussières de fer offrent après l'action du ferro-cyanure de potassium et de l'acide chlorhydrique une coloration d'un gris bleuâtre (réaction du bleu de Prusse).

Dans les pneumoconioses, les crachats peuvent devenir fétides et contenir des bacilles saprophytes en quantité considérable.

Enfin, les pneumoconioses peuvent se compliquer de tuberculose. Les crachats contiennent alors des bacilles de Koch.

TUBERCULOSE PULMONAIRE

Le crachat tuberculeux ne contient qu'un seul élément véritablement pathognomonique : le bacille de Koch. La recherche du bacille tuberculeux dans les crachats est un moyen de diagnostic très précieux, car le bacille peut exister dans les crachats longtemps avant l'apparition des signes physiques du début de la tuberculose.

La phtisie pulmonaire débute souvent par un catarrhe bronchique donnant lieu à une expectoration muqueuse adhérente au fond du vase quand on le retourne et dans laquelle on distingue par places de petits amas purulents. C'est dans ces amas composés de leucocytes et de cellules épithéliales alvéolaires qu'on doit rechercher le bacille de Koch lorsque la persistance de la bronchite fait songer à la possibilité d'un début de tuberculose.

Plus tard, à la période de ramollissement, les crachats sont muco-purulents ; leur contenu est surtout formé de leucocytes et de fibres élastiques. On y trouve généralement une quantité considérable de bacilles tuberculeux.

A la période des cavernes, les crachats sont arrondis, nummulaires, plus denses que l'eau ; ces crachats séjournant un temps variable dans les cavernes y subissent des phénomènes de fermentation ; on y rencontre alors en abondance des produits de désintégration, du sang altéré, des cristaux d'acides gras, des microbes saprophytes nombreux et variés accompagnent le bacille de la tuberculose.

Des divers éléments autres que le bacille de Koch existant dans les crachats, aucun n'est spécial à la tuberculose. Les cellules de l'épithélium alvéolaire peuvent se retrouver dans tout catarrhe atteignant les bronchioles [1].

La présence de fibres élastiques, longtemps considérée comme un signe certain de phtisie, est la règle dans toute affection s'accompagnant d'un processus de destruction du parenchyme pulmonaire. Les cristaux d'acides gras, les bactéries saprophytes, se retrouvent dans la bronchite fétide, dans la gangrène pulmonaire, etc...

Seule, l'existence du bacille de Koch lève les doutes et permet de porter le diagnostic de tuberculose.

De nombreuses méthodes ont été proposées pour la recherche du bacille de Koch dans les crachats. La plupart sont des modifications du procédé Koch-Ehrlich. (V. page 122.)

De bonnes préparations se font facilement et rapidement de la manière suivante. Une parcelle de crachat prise autant que possible dans les portions purulentes est écrasée entre deux lamelles et répartie uniformément et en couche mince à leur surface ; on laisse sécher. Les lamelles sont passées deux ou trois fois dans la flamme de la lampe à alcool ; elles sont ensuite portées

---

1. Cependant Germain Sée a soutenu que l'existence dans les crachats de l'épithélium alvéolaire en grande quantité, coïncidant avec un catarrhe du lobe supérieur, était une grande présomption en faveur de l'hypothèse d'une tuberculose commençante.

dans un bain colorant chaud composé d'eau anilinée (aniline pure, 3 gr. ; eau, 100 gr.) colorée par quelques gouttes d'une solution alcoolique concentrée de fuchsine. Pour obtenir une coloration rapide, on peut chauffer le bain colorant jusqu'à ce que des bulles de gaz se dégagent et laisser les lamelles en contact avec le liquide pendant cinq minutes. Puis, les lamelles sont portées, pendant quelques secondes, dans un bain d'acide nitrique au tiers. Ce temps suffit pour décolorer tous les éléments autres que le bacille de Koch. Les préparations sont lavées à l'eau, séchées et montées dans le baume.

Si les bacilles sont en très petit nombre, il y a avantage à colorer le fond de la préparation en laissant la lamelle pendant quelques secondes dans une solution aqueuse de bleu de méthyle. Suivant le procédé indiqué par Fraenkel, on peut unir le colorant du fond au décolorant : on obtient de belles préparations en portant pendant deux ou trois secondes les lamelles sorties du bain fuchsiné dans la solution suivante :

Acide nitrique	20 grammes.
Alcool	30 —
Eau distillée	50 —

saturée de bleu de méthyle. Les bacilles tuberculeux colorés en rouge foncé se détachent très bien sur le fond bleu de la préparation[1].

1. Ziehl colore les lamelles chargées de crachats séchés et fixés par la chaleur dans la solution suivante :

Fuchsine	1 gramme.
Alcool absolu	10 grammes.
Sol. aq. d'acide phénique à 5 0/0	100 —

En chauffant le verre de montre contenant le bain colorant où flottent les lamelles jusqu'à l'apparition de bulles de gaz, on obtient la coloration en quelques minutes. La décoloration s'opère en quelques secondes en portant les lamelles dans une solution d'acide sulfurique à 10 0/0.

Les bacilles tuberculeux et les bacilles de la lèpre sont les seules espèces colorables par ce procédé. Mais ces derniers, qui prennent plus lentement la coloration, résistent aussi plus longtemps aux agents décolorants. On ne les rencontre du reste que dans ces cas bien spéciaux.

Certains cristaux d'acides gras existant souvent dans les crachats peuvent garder la coloration rouge après traitement par l'acide nitrique au tiers ; mais l'irrégularité de leur diamètre et leur solubilité dans l'éther et le chloroforme permettent de les en distinguer.

Les bacilles tuberculeux sont peu sensibles à l'action de la putréfaction. On peut les déceler dans les crachats conservés depuis plusieurs semaines.

Dans les crachats tuberculeux, les bacilles de Koch existent en quantité très variable chez le même individu aux différents stades de son affection ; on les rencontre isolés ou réunis en petits amas accolés bout à bout ou placés parallèlement. Ils peuvent se trouver dans les éléments cellulaires ou disséminés au milieu de ces éléments. Certaines parties des préparations ne contiennent parfois que quelques bacilles épars, alors que d'autres en présentent des centaines par champ de microscope.

Dans les premiers stades de la tuberculose, les crachats peuvent manquer : ce fait se produit souvent dans la tuberculose miliaire aiguë. Si, dans ces cas, il est impossible de confirmer ou d'infirmer le diagnostic de tuberculose par l'examen bactériologique des crachats, l'examen du sang peut donner parfois quelques résultats.

Les bacilles se montrent dans les crachats à des périodes variables de la tuberculose pulmonaire. Ils peuvent exister à une période où tout signe physique de tuberculose fait encore défaut.

Il n'y a aucun rapport entre la gravité de l'affection et le nombre des bacilles contenus dans les crachats. Des malades jouissent en apparence d'une excellente santé, alors que l'examen bactériologique de leurs crachats y montre la présence de 100 à 200 bacilles tuberculeux par champ microscopique. De même, les variations numériques des bacilles dans les crachats d'un même malade à intervalles rapprochés ne peuvent rien faire préjuger au sujet de la marche envahissante ou du processus de guérison des lésions tuberculeuses. Toutefois, si à quelques mois d'intervalle et à plusieurs reprises on constate un nombre de bacilles extrêmement restreint, alors que des recherches antérieures en avaient montré une grande quantité, on peut conclure à un arrêt dans la marche de la tuberculose.

A la période des cavernes, le pronostic dépend dans une certaine mesure des désordres occasionnés par de nombreuses bactéries pathogènes et saprophytes qui se développent dans les produits de désintégration.

Parmi ces bactéries se trouvent les micrococques vulgaires de la suppuration, des sarcines, des bacilles variés, des leptothrix et parfois aussi des champignons plus élevés dans la série (champignon du muguet, aspergillus).

Un micrococque fréquent dans les crachats des phtisiques porteurs de cavernes est le *micrococcus tetragenus*, reconnaissable aisément à la disposition de ses éléments en groupes de quatre, souvent entourés d'une capsule difficilement colorable par les réactifs. Ce micrococque reste coloré par la méthode de Gram.

Dans la tuberculose, même arrivée à la période des cavernes, à la suite d'un traitement approprié, les saprophytes contenus dans les crachats diminuent de nombre; ils peuvent même disparaître presque complètement; et lorsque la caverne finit par se cicatriser,

les bacilles de Koch eux-mêmes font défaut dans les
crachats. Mais de nombreux examens pratiqués à de
longs intervalles avec un résultat négatif sont nécessaires pour affirmer la disparition complète des bacilles.
Il faut connaître en outre la persistance des bacilles de
Koch virulents dans les productions fibreuses et calcaires de la tuberculose, résultant du processus scléro-
gène avec infiltration calcaire considéré comme équi-
valant à la guérison.

PSEUDOTUBERCULOSES. — MYCOSES PULMONAIRES

Sous la dénomination mauvaise de pseudotuberculose
on comprend aujourd'hui un groupe d'affections variées
inoculables, caractérisées par la présence de formations
nodulaires constituées par des éléments cellulaires qui
n'ont rien de spécifique et dans lesquelles on trouve un
élément pathogène autre que le bacille de Koch.

Parmi ces affections diverses qui, lorsqu'elles sont
localisées dans le poumon peuvent simuler la tuberculose
pulmonaire, on est exposé à rencontrer l'actinomycose,
l'aspergillose, des mycoses diverses, qu'on devra différencier de la syphilis pulmonaire, de la morve.

Dans les diverses formes de la syphilis pulmonaire,
aucun des éléments rencontrés dans les crachats ne peut
être considéré comme spécifique. L'absence du bacille
tuberculeux et l'amélioration produite par le traitement spécifique permettent seules de fixer le diagnostic. La tuberculose pulmonaire peut d'ailleurs coexister
avec des lésions syphilitiques du poumon.

Les localisations pulmonaires de la morve sont rares
chez l'homme. L'examen des crachats a, dans ces cas,
bien peu d'importance. Les inoculations seules peuvent
donner quelques renseignements sur la nature de l'affection.

L'actinomycose pulmonaire peut rester longtemps localisée aux bronches sans provoquer de destruction du tissu pulmonaire; d'autres fois, elle simule la marche de la phtisie pulmonaire chronique. Dans ces cas, on retrouve dans l'expectoration les filaments renflés de l'*actinomyces*.

Très rarement on a vu le champignon du muguet être la cause d'une pseudotuberculose pulmonaire. Dans ces cas, les crachats pulmonaires contiennent les filaments ramifiés de ce champignon. Le muguet du poumon peut d'ailleurs coexister avec la tuberculose pulmonaire.

L'aspergillose pulmonaire, observée par petites épidémies, est due à plusieurs aspergillus entre autres, à *A. fumigatus*. Le mycélium du champignon constitué par des filaments cloisonnés, larges de 4 à 6 μ, ramifiés, se retrouvent souvent en grande quantité dans les crachats. Ces filaments se colorent bien, à l'état frais, par la solution iodo-iodurée. (V. page 21.) Les préparations desséchées et fixées par la chaleur seront avantageusement colorées par le bleu de méthyle.

Lorsque les spores de ces champignons n'existent pas dans les crachats, il est impossible, par le simple examen des préparations, de déterminer l'espèce à laquelle on a à faire. Des filaments ramifiés, cloisonnés, de 4 à 6 μ d'épaisseur, peuvent, en effet, appartenir aussi bien au champignon du muguet qu'à des *aspergillus* et d'autres champignons. La détermination exacte de ces champignons n'est possible qu'à l'aide des cultures qui se font d'ailleurs très simplement : en ensemençant directement une parcelle de crachat sur la gélatine nutritive acidifiée à l'aide de l'acide tartrique (10 0/00) on voit souvent les champignons se développer en culture pure sur ce milieu défavorable à la pullulation des bactéries.

Il existe enfin des pseudotuberculoses dues au développement de bacilles courts, mobiles, qu'on peut retrouver en grand nombre dans les crachats. L'absence de bacilles de Koch dans les cas où l'examen clinique semble autoriser le diagnostic de tuberculose pulmonaire doit faire songer à la possibilité d'une pseudo-tuberculose dont l'agent pathogène ne peut d'ailleurs être recherché avec succès et exactement caractérisé que par les cultures et les inoculations.

EXAMEN DES LIQUIDES PLEURAUX

Les éléments anatomiques pouvant se trouver dans les liquides pleuraux ont été étudiés dans la troisième partie de ce volume. Quant aux bactéries pathogènes, leur recherche peut se faire par les méthodes ordinaires.

L'étude bactériologique des liquides pleuraux a une importance considérable au point de vue du traitement, qui varie avec la nature de l'épanchement.

Les épanchements séreux de la plèvre sont la plupart du temps sous la dépendance de la tuberculose pleurale. Mais, dans l'immense majorité des cas, la recherche du bacille de Koch est négative. L'inoculation du liquide à un cobaye réussit quelquefois à produire une tuberculose expérimentale. L'injection sous la peau d'un lapin de 4 à 10 centimètres cubes du liquide séreux provenant d'une pleurésie tuberculeuse donne la réaction de la tuberculine.

Dans les cas d'épanchement hémorragique, il faut rechercher avec soin les éléments cancéreux qui sont d'ailleurs souvent difficiles à distinguer des leucocytes quand le liquide a séjourné longtemps dans la cavité pleurale. La pleurésie hémorragique peut d'ailleurs être due à une localisation pleurale de la tuberculose.

En outre certaines formes aiguës de pleurésie hémorragique peuvent être sous la dépendance du bacille typhique. Tout récemment, nous avons observé un cas de pleurésie hémorragique à pneumocoques coexistant avec un zona cervico subclaviculaire du même côté.

Les pleurésies purulentes peuvent être sous la dépendance des diverses bactéries pyogènes.

Dans les cas de pleurésie purulente tuberculeuse, le bacille de Koch existe rarement en quantité notable, sauf lorsque de nombreuses granulations pleurales viennent de subir la transformation caséeuse. Dans ces cas, d'ailleurs exceptionnels, le pus évacué par la ponction peut contenir une quantité considérable de bacilles.

Les pleurésies purulentes à streptocoques ont une gravité variable avec la virulence du microbe. Le streptocoque s'y présente sous forme de chaînettes de longueurs différentes, comme dans le pus phlegmoneux.

Le pneumocoque de Talamon et Fraenkel est l'agent des pleurésies dites métapneumoniques, les moins graves de toutes les pleurésies purulentes. Dans le pus qui se produit très rapidement, on retrouve facilement sur les préparations colorées par la méthode de Gram, les microcoques lancéolés, encapsulés de la pneumonie. Quand cette pleurésie purulente métapneumonique a de la tendance à s'enkyster, le pus peut devenir stérile.

Le bacille du côlon et le bacille typhique ont été rencontrés dans des exsudats purulents de la plèvre consécutifs à la fièvre typhoïde. Mais la forme, la dimension, les réactions vis-à-vis des matières colorantes étant identiques pour ces deux espèces, leur différenciation ne peut se faire qu'au moyen des cultures [1].

---

1. Nous renvoyons pour cette importante question du diagnostic de la nature du pus dans les épanchements pleuraux au volume de MM. Debove et Courtois suffit. : *Traitement des pleurésies purulentes.*

CINQUIÈME PARTIE

CONTENU DU TUBE DIGESTIF

EXAMEN MICROSCOPIQUE DE LA SALIVE. — STOMATITES. — GLOSSITES. — ANGINES

La salive normale contient un grand nombre d'éléments morphologiques.

L'examen de la salive fait sans artifice de préparation permet d'y déceler :

1° Des éléments épithéliaux provenant de la desquamation des couches superficielles de la muqueuse buccale : ce sont de grandes cellules irrégulièrement polygonales souvent plissées sur leurs bords, possédant un noyau ovale de 6 à 10 μ de diamètre entouré d'une mince zone de protoplasma granuleux ;

2° Des leucocytes en nombre variable ordinairement gonflés, sphériques, plurinucléés. Un certain nombre sont fragmentés et leurs débris se retrouvent sous formes de granulations et de noyaux épars ;

3° Des globules rouges du sang provenant des gencives qui saignent avec tant de facilité ;

4° Des débris alimentaires divers ;

5° Des bactéries de formes variées.

Les préparations colorées selon les méthodes employées pour la recherche des bactéries permettent de se rendre compte approximativement de la flore microbienne si riche que contient la bouche à l'état normal.

Sur ces préparations, on verra facilement toutes les formes possibles : des microcoques de tailles variées, des bacilles plus ou moins longs, des spirilles volumineux, peu courbés, possédant une spore terminale (*spirillum rugula*), d'autres à filaments très délicats enroulés en spirales ayant de 10 à 20 μ de long (*spirochæte denticola*), enfin de très longs filaments rectilignes de 1 à 2 μ d'épaisseur formant en général des touffes implantées sur des cellules (*leptothrix*).

Sur les préparations fraîches, les filaments de leptothrix se colorent parfois en bleu violacé par l'action combinée de l'iode et d'un acide très dilué.

Mais les cultures seules permettent d'isoler les diverses espèces contenues dans la salive[1].

Sous l'influence des fermentations produites par ces bactéries, les sels de chaux contenus dans la salive se précipitent. Le précipité, mêlé de substances organiques coagulables, forme le tartre dentaire qu'il faut distinguer de l'enduit pulpeux blanchâtre qui se dépose à la surface des gencives (dépôt gengivo-dentaire de Robin et Magitot). Ce dépôt est formé de mucus retenant des débris alimentaires en voie de putréfaction et de nombreuses bactéries. Celui qui a séjourné long-

---

1. Cependant la simple inoculation de quelques gouttes de salive à un lapin ou à une souris permet de se rendre compte de l'existence des bactéries pathogènes dans la salive à l'état normal et à l'état pathologique. Les animaux inoculés peuvent succomber à une septicémie et l'examen de leur sang permet d'y déceler soit le *micrococcus Pasteuri* (pneumocoque), soit le *micrococcus pyogenes* (plus rare), soit enfin le bacille du colon possédant parfois une grande virulence. V. David, les *Microbes de la bouche*, Paris, 1890.

temps dans les cryptes des amygdales contient souvent de petites concrétions dont la nature calcaire peut être mise en évidence par l'acide chlorhydrique qui donne lieu à un dégagement de gaz acide carbonique.

Lorsqu'on racle la langue avec une spatule, on trouve parfois dans l'enduit lingual ainsi recueilli de petits corps foncés ayant jusqu'à 1/2 millimètre de longueur provenant des papilles filiformes de la muqueuse linguale et constitués par des filaments cornés entourés d'une épaisse couche de leptothrix. Dans les affections fébriles, l'enduit de la langue et des dents devient très abondant par suite d'une multiplication considérable des bactéries. Quand le malade dort la bouche ouverte, cet enduit se dessèche, il se produit des excoriations, et les petites hémorragies qui en résultent donnent à l'enduit lingual une coloration jaunâtre ou rouge brunâtre ; on trouve alors dans ces fuliginosités des produits provenant du sang extravasé, qui permettent de les différencier des colorations dues à l'usage du chocolat, de la réglisse, etc.

Dans certains cas on trouve chez les malades une coloration brunâtre de la langue (langue noire) due probablement à un développement de bactéries encore indéterminées.

Dans les desquamations épithéliales de la langue connues sous le nom de glossite exfoliatrice marginée, pityriasis lingual, etc., le raclage pratiqué sur le liséré ou dans l'aire desquamative ramène de nombreuses cellules normales à côté d'autres qui sont déformées, granuleuses, ou ont subi la transformation cavitaire.

La glossite parenchymateuse aiguë peut se terminer par un abcès profond de la langue. L'ouverture de ces abcès donne issue à du pus pouvant contenir les diverses bactéries pyogènes et renfermant souvent des fibres musculaires dégénérées.

Les productions actinomycosiques de la langue chez l'homme ont de la tendance à s'abcéder. Fischer, dans un cas d'actinomycose de la langue survenu chez un individu qui huit jours auparavant s'était piqué la pointe de la langue avec une barbe d'épi de seigle, retrouva adhérents à cette dernière de nombreux *actinomyces*.

La langue peut être le siège d'abcès froids dans le pus desquels on peut mettre en évidence le bacille de Koch par l'examen microscopique et les inoculations, ce qui permet de différencier ces productions des gommes syphilitiques.

Lorsqu'il s'agit de déterminer la nature des néoplasies, les coupes pratiquées dans un petit fragment excisé donneront un résultat bien plus certain que l'examen des produits obtenus par le raclage.

La muqueuse buccale peut s'enflammer sous l'influence de causes variées : intoxications, infections, etc. Les stomatites ainsi produites peuvent s'accompagner d'exsudats et d'ulcérations à la surface de la langue, des gencives et des joues.

Dans les *stomatites mercurielle* et *plombique*, l'analyse chimique rendra plus de services que l'examen microscopique pour déceler le mercure et le plomb dans la salive. Dans le cas d'ulcérations produites par le tartre stibié, si l'on racle la surface des ulcères et si, après avoir délayé le produit obtenu dans l'eau distillée, on fait évaporer une goutte de liquide sur une lame, on peut retrouver au microscope les cristaux tétraédriques, octaédriques ou cubiques auxquels ce corps donne naissance.

Dans la *stomatite ulcéro-membraneuse*, si on déterge le fond de l'ulcère, on voit s'en détacher des filaments irréguliers que le microscope montre constitués par des fibres conjonctives et élastiques. Des nombreuses espèces bactériennes qui se montrent à la surface des ulcérations, aucune n'a été reconnue spéciale à cette affection.

En faisant des préparations avec des fragments pris au centre des eschares molles et fétides qui se détachent de la paroi buccale dans le *noma*, on reconnaît l'existence de nombreux microorganismes ; mais, à la limite de la partie saine, au contraire, Schimmelbusch[1] n'a plus trouvé qu'une seule espèce de petits bâtonnets souvent réunis en filaments, colorables par la méthode de Gram ; l'inoculation à des poulets des fragments de tissu ne renfermant que cette espèce a produit une nécrose circonscrite, à périphérie colorée en vert.

Les plaques de muguet dans la *stomatite crémeuse* sont constituées par des cellules épithéliales pavimenteuses, presque toutes granuleuses, et les filaments entrecroisés du champignon du muguet décrit depuis Ch. Robin, sous le nom d'*oidium albicans*.

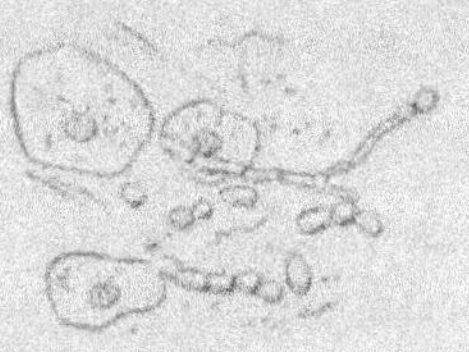

Fig. 28. — Muguet.

Préparation obtenue par dissociation d'une plaque de stomatite crémeuse avec microcoques, bacilles, spirilles. Gr. 500 D.

Ces plaques sont parfois assez épaisses et consistantes ; il faut alors les dissocier pour y distinguer nettement les éléments caractéristiques du champignon qui se présentent ici sous deux formes : des filaments ramifiés et des corpuscules arrondis auxquels on attribuait jadis la valeur de spores[2]. Les filaments qui mesurent en moyenne 5 μ d'épaisseur ont une longueur très variable ; ils sont lisses, ondulés, cloisonnés, à contours parallèles. Le contenu

1. Schimmelbusch. (*Deutsch. Med. Woch.*, 1889, n° 26.)
2. Pour la morphologie du champignon du muguet, consult. : Roux et Linossier. (*Archives de Médecine expérimentale*, janvier-mars 1896.)

de ces filaments est légèrement granuleux. Les granulations sont plus nombreuses vers les extrémités ; au point où un rameau se détache du filament principal, il existe, en général, une cloison séparant le contenu du tube principal de celui du tube secondaire.

Avec ces filaments se voient des corpuscules ovales de 5 à 10 μ de diamètre, à contours réguliers, limitant une substance protoplasmique analogue à celle des filaments, au sein de laquelle existent souvent quelques granulations brillantes. Ces formes arrondies se développent en général à l'extrémité des filaments. Chez les enfants, le muguet se distingue facilement des fragments de lait coagulé que l'on trouve dans les replis de la bouche et qui contiennent de nombreuses gouttelettes de graisse.

La *stomatite diphtéroïde impétigineuse* qui siège surtout sur la surface interne des lèvres et en certains points de la muqueuse buccale est caractérisée par la présence de plaques blanchâtres d'apparence diphtéroïde qui font corps avec la muqueuse ou du moins ne peuvent en être séparées sans déchirure. Ce sont surtout des staphylocoques que l'on rencontre dans ces membranes ; l'affection d'ailleurs coïncide la plupart du temps avec l'impétigo cutané qui est lui-même sous la dépendance des microcoques vulgaires de la suppuration.

Angines aiguës. L'arrivée accidentelle de microorganismes pathogènes dans la cavité gutturale peut produire l'angine. D'autre part, des influences météoriques et des modifications morbides de l'organisme peuvent permettre aux microbes pathogènes de la bouche d'acquérir une virulence suffisante pour déterminer des angines.

Ces angines aiguës, quelle que soit leur localisation

(pharynx, amygdale) sont sous la dépendance de bactéries variées.

Les préparations faites avec les dépôts recueillis sur la muqueuse pharyngée ou les cryptes amygdaliennes montrent, au milieu de cellules épithéliales desquamées et de globules de pus, une quantité notable de bactéries dont la détermination exacte ne pourrait être faite qu'au moyen de cultures. Cependant il est possible de se rendre compte de la nature du microbe pathogène prédominant en inoculant de l'exsudat obtenu par le raclage, sous la peau d'une souris ou d'un lapin. Si l'animal meurt de septicémie, on trouvera dans son sang en quantité notable des microcoques, le streptocoque ou le pneumocoque.

Ce sont ces microbes qui sont les agents des angines aiguës; ce sont eux aussi qui, se localisant parfois dans la profondeur des tissus, donnent naissance aux abcès intra-amygdaliens, aux phlegmons diffus péripharyngiens, etc.

Dans l'*amygdalite lacunaire*, on trouve les cryptes tonsillaires remplies de produits de sécrétion et de desquamation formant des amas caséeux fétides.

Ces amas sont presque entièrement composés de couches stratifiées de cellules épithéliales desquamées plus ou moins altérées, et d'un nombre restreint de leucocytes; on y voit en outre en quantité énorme des microorganismes pathogènes saprophytes, et, dans les parties centrales des amas, on peut rencontrer de la graisse, des cristaux de cholestérine et parfois des grumeaux calcaires.

Le *Leptothrix-mycosis*, affection à marche essentiellement chronique, est caractérisé par l'apparition de petites taches blanches occupant surtout les replis des amygdales : ces taches, ne dépassant pas la grosseur d'un grain de millet, forment des petites élévations pointues et ne s'enlèvent qu'avec difficulté de leur base, si l'affection dure depuis quelque temps. Le diagnostic microscopique de la maladie est très facile ; une simple dissociation montre ces taches blanchâtres formées d'une grande quantité de filaments de *Leptothrix* dans un amas d'épithélium et de mucus ; ces filaments se colorent en bleu sous l'action de la solution d'iode dans l'iodure de potassium.

Les abcès chroniques intra-amygdaliens renferment un pus dont le contenu caséeux est surtout formé de leucocytes plus ou moins modifiés.

Dans les abcès froids de l'amygdale, l'examen du pus peut montrer l'existence du bacille de Koch.

Angine diphtéritique. La recherche du bacille diphtéritique dans les fausses membranes s'impose lorsque le diagnostic est hésitant entre l'angine diphtéritique et une angine pseudo-membraneuse due au développement de bactéries vulgaires.

On enlève de la gorge du malade un débris de fausse membrane à l'aide d'un tampon de coton hydrophile fixé au bout d'une pince ; on l'applique sur une lame porte-objet et on essuie la surface libre avec du buvard pour enlever le mucus adhérent. On prépare alors des lamelles avec le fragment restant qui ne contient plus que la portion de la fausse membrane en rapport avec la muqueuse.

Roux et Yersin [1] colorent les bacilles de la diphtérie de la façon suivante : leur solution colorante se compose d'une partie d'une solution aqueuse de violet dahlia à 1 0/0 et de trois parties d'une solution aqueuse de vert de méthyle à 1 0/0 ; on y ajoute assez d'eau pour obtenir un liquide d'une belle teinte bleue pas trop foncée. Cette solution se conserve limpide très longtemps ; on en verse une goutte sur la lamelle qu'on

1. ROUX et YERSIN, *Annales de l'Institut Pasteur*, 1888, 89, 90.

applique aussitôt sur une lame ; l'excès de solution qui
s'écoule est essuyé avec du buvard. En examinant la
préparation immédiatement, on voit les bacilles diphtéritiques se colorer beaucoup plus vite que les autres
bactéries.

Le bacille se colore bien aussi avec le bleu de Löffler,
composé d'une partie d'une solution alcoolique concentrée de bleu de méthyle mélangée à trois parties
d'une solution d'hydrate de potasse à 1 0/0.

Ces bacilles forment de petits amas de bâtonnets à

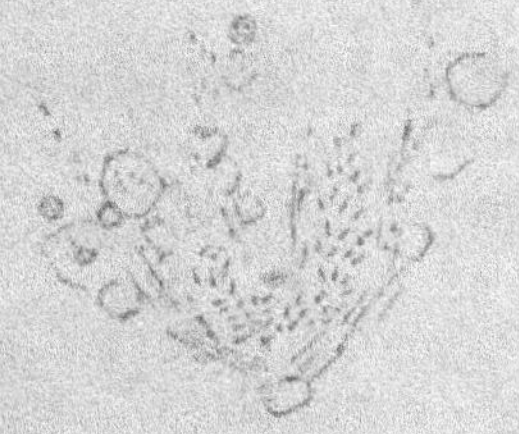

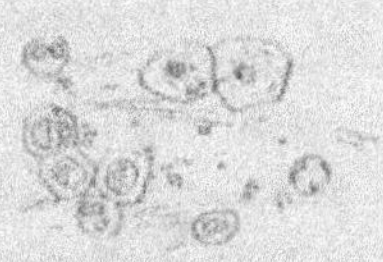

Fig. 29. — Fausse mem-
brane diphtéritique, avec B. de
Löffler et blocs cellulaires nécrosés. Gr. 500 D.

Fig. 30. — Fausse mem-
brane diphtéroïde avec microcoques et leucocytes. Gr. 500 D.

bout amincis un peu arrondis, souvent légèrement
renflés en poire et inégalement teintés. Ils mesurent en
moyenne 5 à 7 μ de long sur 2 μ de large. Dans certains
cas, ils existent seuls sur les préparations ; dans d'autres
cas, on voit en même temps d'autres microorganismes,
coccus, bâtonnets de dimensions variées, d'autant plus
nombreux qu'on examine des portions de la fausse
membrane plus rapprochées de la surface. Lorsque les
petits amas de bâtonnets sont peu nombreux, la réserve
s'impose et on doit recourir aux cultures sur sérum
pour élucider le diagnostic.

La couche de fibrine immédiatement contiguë à la
muqueuse renferme dans ses mailles de nombreuses
cellules épithéliales et des leucocytes nécrosés, c'est-

à-dire transformés en masses réfringentes où le picro-carmin ne décèle plus la présence des noyaux. On peut trouver dans les fausses membranes diphtéritiques des streptocoques possédant parfois une virulence extrême[1].

Certaines *angines* dites *pseudodiphtéritiques* sont caractérisées par l'existence sur la muqueuse du pharynx, du voile du palais et des amygdales, d'exsudats plastiques d'adhérence variable, formés par des couches de filaments fibrineux englobant des éléments épithéliaux et des leucocytes plus ou moins modifiés : on n'y trouve pas le bacille de Löffler.

Ces angines peuvent être sous la dépendance de microbes variés : le streptocoque seul ou associé au staphylocoque, le pneumocoque et d'autres coccus encore indéterminés.

Ces *angines pseudodiphtéritiques* peuvent être *primitives* ou *secondaires*. Les angines secondaires (angines pseudomembraneuses de la rougeole, de la syphilis, angines pseudomembraneuses précoces de la scarlatine) sont principalement des angines à streptocoque. L'angine à fausses membranes, qui se déclare tardivement dans la scarlatine, est le plus souvent due à l'association du streptocoque et du bacille de Löffler.

Aucun signe clinique certain ne permettant de différencier sûrement les angines pseudodiphtéritiques primitives de l'angine diphtéritique vraie, l'examen microscopique d'abord, puis, en cas de doute, l'ensemencement sur sérum s'imposent pour fixer le diagnostic. Les remarques suivantes pourront d'ailleurs guider les

---

1. Les streptocoques très virulents qu'on trouve dans les angines graves, avec fausses membranes épaisses et friables, muqueuse rouge et tuméfiée, jetage séreux ou sérohémorragique, adénopathie cervicale, diffèrent de ceux qui existent dans les cas bénins; les derniers, colorés par les couleurs d'aniline, se présentent sous forme de chaînettes à gros grains. Les autres sont beaucoup plus petits. (Barbier, *Archives de Méd. exp.*, 1891.)

recherches, lorsque le bacille de Löffler semble manquer : les fausses membranes dues au pneumocoque ou à un coccus rond, assez volumineux, colorable par la méthode de Gram, sont blanchâtres, élastiques, résistantes. Les fausses membranes à staphylocoque sont souvent d'un gris jaunâtre, molles, peu résistantes ; les fausses membranes à streptocoque, plus friables que les précédentes, reposent presque toujours sur une muqueuse très enflammée.

EXAMEN DES PRODUITS ŒSOPHAGIENS

Dans certaines affections où la dysphagie devient un symptôme prédominant, on peut avoir intérêt, après avoir pratiqué le cathétérisme, à examiner avec soin les particules restées dans l'œil de la sonde.

On pourra ainsi parfois faire le diagnostic des dysphagies dues aux néoplasies cancéreuses. Dans les cas de cancer de l'œsophage, on trouve souvent dans l'œil de la sonde des fragments cancéreux, des globes épidermiques dont la disposition en couches concentriques est absolument caractéristique.

Il faut se défier du cancer quand, en l'absence de globes épidermiques bien nets, on trouve de nombreuses cellules à noyaux multiples.

Dans les masses régurgitées, on peut trouver, outre des parcelles alimentaires, des globules de pus, du sang et des masses cancéreuses.

Dans le cas où il existe du muguet œsophagien, le malade peut vomir un bouchon formé d'une agglomération de filaments du champignon présentant parfois la forme de l'œsophage. Après le cathétérisme, on peut de même trouver dans l'œil de la sonde les éléments du muguet.

EXAMEN DU CONTENU STOMACAL

Cet examen, qui peut porter soit sur des matières vomies, soit sur le contenu stomacal retiré artificiellement de l'estomac, nécessite la connaissance préalable de la structure microscopique des substances alimentaires usuelles : pain, muscles, cartilages, tendons, os, nerfs, végétaux divers, etc., qui peuvent se trouver dans les matières vomies.

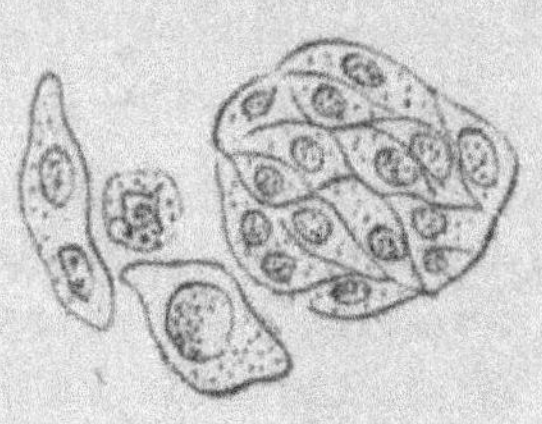

Fig. 31. — Globe cancéreux ramené dans l'œil d'une sonde œsophagienne. Cellules cancéreuses éparses.

En général, les préparations pourront se faire par simple dissociation des matières à examiner, sur la lame porte-objet. Ces matières alimentaires rendues par les vomissements sont mélangées aux produits de secrétion de l'estomac, de l'œsophage, de la bouche. Ces produits renferment :

1° Du mucus, parfois floconneux, qui, traité par l'acide acétique, présente l'aspect strié, qui le caractérise ;

2° Des cellules de l'épithélium stomacal, cylindriques de 20 à 25 µ de long sur 6 à 10 µ de large souvent réunies par petits groupes. Elles contiennent un protoplasma granuleux et un noyau ovoïde. Leur extrémité libre est souvent gonflée et remplie par un globe de mucus. On pourra de même rencontrer quelques cellules épithéliales pavimenteuses provenant de la bouche;

3° Des leucocytes provenant soit des muqueuses enflammées, soit de la salive; si le contenu gastrique est acide, les noyaux des leucocytes sont devenus apparents au milieu de la substance protoplasmique transparente. Quand les globules du pus sont en quantité très considérable, ils donnent aux matières vomies l'aspect du pus; on doit songer alors à la possibilité d'une collection purulente ouverte dans l'estomac ou d'une gastrite phlegmoneuse; ces leucocytes et les éléments épithéliaux mélangés au mucus peuvent former des pseudomembranes d'un gris jaunâtre.

Le microscope peut déceler dans le contenu stomacal bien d'autres éléments pathologiques.

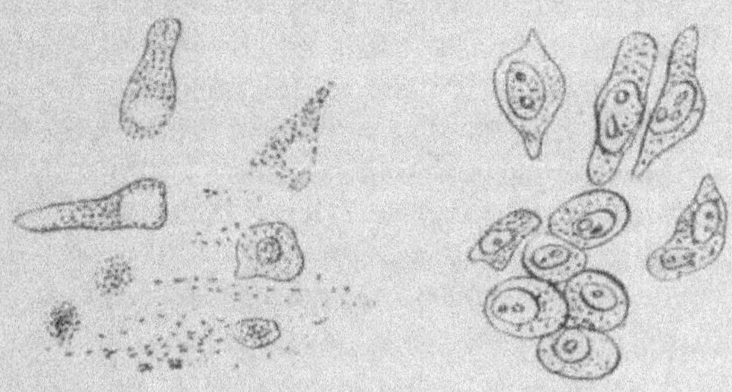

Fig. 32. — Cellules de l'épithélium stomacal dans un cas de catarrhe. Gouttelettes muqueuses dans les cellules épithéliales et mucine coagulée sous l'action du suc gastrite acide. Cellules avec noyaux et nucléoles multiples provenant d'un carcinome de l'estomac. Gr. 500 D.

Quelques globules rouges peuvent se retrouver sous forme de disques incolores et parfois complètement ratatinés, dans les matières vomies. Dans les cas d'hématémèse, lorsque le sang extravasé a séjourné peu de temps dans l'estomac, les globules sont en général bien conservés; mais, lorsque le séjour du sang dans l'estomac s'est prolongé, l'hémoglobine est décomposée et on ne retrouve plus que des granulations d'hématine, brunes, irrégulières, de 1 à 2 μ de diamètre qui donnent aux matières vomies une coloration marc de café.

Bien rarement des fragments de tumeur seront évacués par les vomissements; en général lorsqu'il y a un néoplasme de l'estomac, les éléments expulsés sont des cellules éparses dans le liquide et tellement modifiées que leur détermination est absolument impossible. Dans certains cas, cependant, on retrouve une quantité notable de cellules de dimensions plus grandes que celles de l'épithélium stomacal, possédant des noyaux vésiculeux volumineux munis de nucléoles, dans lesquelles on peut reconnaître des cellules cancéreuses.

Des cellules du foie ou du pancréas peuvent se trouver dans les cas d'ulcérations de l'estomac, s'étendant jusqu'à ces organes à travers des adhérences.

Les parasites animaux et végétaux qui peuvent exister dans le contenu stomacal sont fort variés. On y a vu des anneaux de tænia, des nématodes, des œufs, des vers intestinaux ayant passé dans l'estomac, des hydatides, des crochets d'échinocoques, du mycélium du champignon du muguet, des filaments de leptothrix, des levures diverses, des bacilles, des micrococques et des sarcines.

Par dessiccation d'une goutte du liquide sur une lame, on peut obtenir des cristaux provenant de la bile (cholestérine, taurine). La taurine, qui provient de la décomposition de l'acide taurocholique sous l'influence des acides et de la chaleur, se présente sous forme de prismes rhomboïdaux, à six pans terminés en pointe. On peut encore y rencontrer des cristaux de bilirubine à peu près identiques comme aspect aux cristaux d'hématoïdine.

Dans certains cas d'empoisonnement, il est possible de caractériser au microscope des substances toxiques, grâce à la forme de leurs cristaux et à leur solubilité dans les divers réactifs.

Des vomissements graisseux peuvent faire partie du complexus pancréatique. Tantôt la graisse rejetée est en quantité très considérable; tantôt, au contraire, l'examen microscopique seul peut en faire découvrir quelques gouttelettes.

Des matières fécales sont souvent rejetées dans les cas d'occlusion intestinale.

Mais, en général, à part certains cas spéciaux, l'examen microscopique du contenu stomacal donne peu de résultats. Dans la plupart des affections stomacales, en effet, l'analyse chimique seule donne les renseignements nécessaires pour le diagnostic exact et la thérapeutique rationnelle de l'affection gastrique.

EXAMEN DES MATIÈRES FÉCALES

Quand les matières fécales sont liquides, il est bon de les laisser séjourner une heure dans un vase conique; l'examen peut alors porter soit sur les parties qui surnagent, soit sur le dépôt qui se tasse au fond du vase, soit sur le liquide lui-même. Quand elles sont solides, il est nécessaire d'en délayer une parcelle dans l'eau distillée.

Mais l'attention devra surtout être attirée par les fragments de forme insolite, les parcelles de mucus, les débris pseudomembraneux et les parasites.

Les premières selles normales constituent le méconium que le microscope montre formé d'un mucus transparent très ténu, strié, englobant des cellules épithéliales prismatiques, à noyau ovoïde, teintes en jaune verdâtre par la bile, des granulations protéiques et graisseuses, des grumeaux d'une coloration verte que l'acide nitrique fait virer au violet et quelques cristaux de cholestérine.

Chez l'adulte, les fèces normales sont formées de débris alimentaires très variables selon l'alimentation du sujet et le fonctionnement de ses organes digestifs, de mucus, de cellules épithéliales pavimenteuses détachées de l'orifice anal, ou cylindriques, provenant de la muqueuse intestinale, de rares leucocytes, de granulations protéiques très fines solubles dans l'acide acétique, de cristaux aciculaires d'acides gras solubles dans l'éther, de cristaux de phosphate ammoniaco-magnésien (dans l'alimentation végétale, on a noté l'existence de cristaux d'oxalate de chaux), de blocs irréguliers, calcaires, colorés en vert par la bile.

Le médecin doit être familiarisé avec les divers éléments d'origine animale ou végétale qui peuvent se retrouver dans les selles et qui ont été parfois décrits comme des parasites bizarres. Parmi ces éléments, les plus fréquents sont : des fibres musculaires se présentant sous la forme de fragments courts à angles arrondis, laissant encore voir leur striation transversale, des fragments de tendons, de nerfs, de tissu élastique, dont la dissociation et la coloration par le carmin permettront de reconnaître les éléments, des poils végétaux, des cellules végétales, renfermant encore de la chlorophylle, des vaisseaux et des trachées, des cellules à parois très épaisses canaliculées, provenant des concrétions de poires, etc...

Normalement les fèces renferment une quantité considérable de bactéries de formes variées. Les cultures seules permettent en les isolant de caractériser ces espèces. On a rencontré dans les fèces normales les staphylocoques pyogènes et le bacille du colon, ce dernier ordinairement dépourvu de virulence.

Les éléments normaux contenus dans les fèces peuvent présenter des modifications notables dans leur nombre et leur constitution au cours des divers états pathologiques du tube digestif.

Dans toute diarrhée, quelle qu'en soit la nature, le mucus existe en quantité très notable. Il peut être liquide et également réparti dans toute la masse à laquelle il donne une consistance visqueuse; mais parfois il se concrète et forme de petites masses cohérentes se présentant sous un aspect fibrineux rappelant celui des fausses membranes. Mais au microscope ces masses se montrent formées d'une substance homogène granuleuse et striée, dont la striation devient plus nette par l'addition d'acide acétique, ce qui permet de différencier nettement ce mucus de la fibrine.

Les éléments épithéliaux et les leucocytes augmentent considérablement de nombre dans tout flux intestinal. Les cellules épithéliales cylindriques sont alors souvent en voie de dégénérescence graisseuse. Parfois, ces cellules sont tuméfiées au point de prendre une forme sphérique. Les cellules cylindriques diminuent considérablement au cours des diarrhées chroniques, la reproduction de l'épithélium ne se faisant pas à mesure qu'il se desquame. Dans ces cas, les éléments cellulaires existant dans le mucus sont surtout des leucocytes.

Ces derniers existent presque exclusivement dans les selles purulentes consécutives à l'ouverture dans l'intestin d'un abcès de voisinage.

Le sang peut se trouver dans les selles en quantité variable. Lorsqu'il n'a pas séjourné longtemps dans l'intestin, les globules ont conservé leur forme et leur coloration et sont alors facilement reconnaissables. Lorsque au contraire le sang a fait un long séjour dans l'intestin, l'hémoglobine dissoute et plus ou moins modifiée donne aux selles une coloration brune qui ne pourra être rapportée à la matière colorante du sang qu'autant qu'on obtiendra la réaction des cristaux d'hémine. (V. page 29.)

Dans certains cas d'ictère, Gerhardt a vu dans les selles des cristaux de tyrosine. En délayant les matières fécales dans l'eau, il voyait ces cristaux se répartir entre les couches profondes du mélange. Quand la bile passait dans l'intestin, les cristaux disparaissaient complètement. Peut-être étaient-ils dus à la putréfaction de la viande se produisant grâce à l'absence momentanée de la bile dans l'intestin ?

La stéarrée est constituée par l'apparition de selles graisseuses. La graisse peut exister soit à l'état d'émulsion plus ou moins complète, soit à l'état de petites masses blanchâtres surnageant à la surface du liquide. La stéarrée persistante fait en général partie du complexus pancréatique. Assez rarement la graisse se présente dans les selles sous forme d'aiguilles cristallines, réunies en faisceaux ou en gerbes qu'il est impossible de découvrir sans le secours du microscope. Ces cristaux ont été trouvés par Friedreich dans deux observations : l'une de carcinome du pancréas avec oblitération du canal de Wirsung et du canal cholédoque et ictère ; l'autre de lithiase biliaire avec obstruction par les calculs du canal cholédoque et du canal pancréatique.

On peut trouver dans les selles des concrétions de volume variable contenant les substances végétales non attaquées par les sucs digestifs, des sels calcaires, etc..., le tout cimenté par du mucus coagulé.

Les selles peuvent encore contenir des éléments anatomiques appartenant à divers organes et éliminés par l'intestin à la suite d'adhérence et de processus ulcéreux. C'est ainsi qu'on peut y trouver des fragments de tumeurs provenant soit de l'intestin, soit d'organes voisins (ovaire, pancréas, foie).

Dans les entérites infectieuses, les selles peuvent contenir des bactéries pathogènes diverses. Enfin, l'helminthiase est due à la présence de vers parasites variés (cestodes, trématodes, nématodes).

ÉTUDE DES SELLES DANS DIFFÉRENTES AFFECTIONS

Dans la *diarrhée simple*, le nombre des leucocytes et des cellules épithéliales augmente dans de très notables proportions. On trouve en général dans les selles diarrhéiques une quantité considérable de cristaux de phosphate ammoniaco-magnésien, aplatis, prismatiques, en forme de feuilles de fougère finement dentelées, ou sous forme de prismes droits à base rectangulaire.

La *diarrhée bilieuse* se reconnaît à la présence des éléments de la bile ; on trouve dans les fèces des amas granuleux qui, sous l'action de l'acide nitrique, prennent une coloration violacée, puis rose, et parfois de nombreux cristaux caractéristiques : les uns (glycocholate de chaux) existent sous forme d'amas brillants semblables aux amas de cristaux de leucine (V. 7e partie) ; d'autres (acides gras) sont minces, jaunâtres et forment des faisceaux en forme de rosace, de feuille, d'étoile.

Il est absolument nécessaire, surtout au point de vue thérapeutique, de savoir distinguer la diarrhée bilieuse de la diarrhée verte bacillaire des enfants. Dans les cas où la coloration verte de la première est très intense, une goutte d'acide nitrique, placée directement sur le lange taché, donne une teinte violette, puis rose caractéristique.

Dans l'*entérite chronique des pays chauds* (diarrhée de Cochinchine), les selles ont l'aspect d'une purée claire, huileuse, renfermant des flocons et des débris solides en suspension, jaunâtre d'abord, puis verdâtre, mais qui s'éclaircit peu à peu jusqu'à prendre une teinte gris foncé ou café au lait clair (de Santi). On y trouve des détritus alimentaires possédant encore leur structure normale presque intacte, des nématodes parasites (V. plus loin, page 184) dont l'apparition est postérieure à celle de la diarrhée elle-même, de petits amas purulents et du sang plus ou moins modifié.

Les *enterites* dites *muco-membraneuses* sont caractérisées par la présence dans les selles de mucus se présentant soit sous forme de glaires, soit sous forme de fausses membranes souvent rubanées ou tubulées.

Ces membranes, nettement distinctes des fausses membranes diphtéritiques desquelles on les avait autrefois rapprochées (croup intestinal), sont formées de mucus, de noyaux cellulaires, d'éléments épithéliaux, de granulations.

Kitawaga distingue trois groupes de membranes : 1º des masses lamelleuses, dont la substance fondamentale est troublée et rendue striée par l'acide acétique; 2º d'autres, dont la substance fondamentale est éclaircie par l'acide acétique; 3º des masses solides dont la substance fondamentale apparaît plus opaque et plus striée après l'action de l'acide acétique. La fibrine ferait défaut dans ces productions; il n'y existerait qu'un peu de globuline et une substance albuminoïde coagulée, avec du mucus [1].

Dans le *choléra infantile*, affection qui relève tantôt d'une intoxication d'origine alimentaire, tantôt d'une infection parasitaire, la diarrhée est intense, profuse; les selles sont souvent teintes de bile verdâtre au début, comme au début du choléra nostras de l'adulte; puis, elles deviennent aqueuses, séreuses, incolores ou jaunâtres, imbibant les langes et ne conservant qu'une très faible quantité de substances solides (Lesage). Il n'y a jamais de grumeaux riziformes. Les selles jaunâtres, neutres ou peu acides au début, peuvent devenir en quelques heures vertes, très chargées en biliverdine

1. (*Zeitschr. f. Klin. med. Bd* XVIII, p. 9.)

et très acides. Le microscope ne permet en général d'y
déceler aucun microbe spécial. Dans certains cas seulement, Lesage est arrivé par des cultures à isoler un
microbe qui doit être considéré comme spécial à cette
affection [1].

Le choléra infantile est nettement différencié aujour-
d'hui des *diarrhées infantiles* qui se produisent sous
l'influence de causes variées (froid, sevrage, purgatifs,
allaitement artificiel, etc...). Dans ces conditions, le
bacille du colon, qui vit à l'état normal en saprophyte
inoffensif dans l'intestin, peut acquérir une virulence
extrême et déterminer une entérite aiguë, chez l'enfant
du premier âge, accompagnée d'état typhoïde dû à
l'envahissement de l'organisme pendant la vie. En
général, les lamelles faites avec le liquide diarrhéique
et colorées pour la recherche des bactéries montrent
l'existence presque à l'état de pureté de bacilles correspondant par leur forme et leur réaction vis-à-vis des
colorants au bacille du colon. Les inoculations et les
cultures permettent de reconnaître la virulence considérable de ce bacille dans les entérites aiguës des enfants
du premier âge.

Ces entérites sont parfois remarquables par la quantité de graisse contenue dans les selles : cette graisse
provient du lait ingéré et se montre dans les selles à la
suite des troubles survenus, au cours des entérites,
dans les sécrétions hépatique et pancréatique.

La *diarrhée verte bacillaire*, assez rare, est caractérisée par des selles fluides à odeur aigrelette, tantôt
neutres, tantôt acides, dont la coloration varie du jaune
vert au vert foncé. Cette coloration est due à un
pigment spécial sécrété par la bactérie pathogène
décrite par Lesage dans ces diarrhées. C'est un bacille

1. LESAGE, Étude clinique sur le choléra infantile. (*Th. de
Paris*, 1889.)

long de 3 à 6 μ et large de 1 μ. La recherche de ce bacille, dans les selles au moyen de préparations microscopiques, n'est pas pratique dans tous les cas. La diarrhée verte bacillaire ne peut d'ailleurs guère être confondue qu'avec la diarrhée verte par polycholie dans laquelle la coloration des selles est due au pigment biliaire ; dans cette dernière, une goutte d'acide nitrique mise sur le lange fait apparaître une teinte violette et rose caractéristique.

Les selles dans l'*entérite tuberculeuse* ont des caractères extrêmement variables. Il existe souvent une diarrhée abondante, profuse ; on trouve alors parfois de petits grumeaux grisâtres du volume d'une lentille sur lesquels doit porter l'examen. Les selles peuvent aussi être hémorragiques et pseudomembraneuses.

Le seul élément véritablement caractéristique de l'entérite tuberculeuse est le bacille de Koch, qu'on recherche par les méthodes ordinaires en employant surtout, pour faire les lamelles, les grumeaux et les fragments de mucus.

Il est bon, lorsqu'on recherche le bacille de Koch dans les selles, de recommander au malade de ne pas avaler ses crachats, afin d'être moins exposé à retrouver dans les selles des bacilles provenant des produits de cavernes pulmonaires.

Dans la *dysenterie*, au début, les selles sont visqueuses ; elles contiennent des grumeaux jaunâtres ; puis les évacuations ressemblent à du blanc d'œuf, à du frai de grenouille parfois strié de sang. A mesure que les lésions intestinales progressent, les selles perdent leur viscosité et deviennent liquides, semblables à de la lavure de chair. Au milieu de la sérosité nagent des débris dits râclures de boyaux qui sont des lambeaux de la paroi intestinale, où se retrouvent facilement les éléments de la tunique musculeuse.

Le mucus excrété sous forme de masses demi-transparentes est toujours très riche en leucocytes.

Les selles peuvent à certains moments devenir bilieuses ou sanguinolentes. A la période aiguë de l'affection, les selles ne diffèrent pas des selles qui se produisent dans certaines entérites toxiques (empoisonnement par le sublimé).

Dans la dysenterie chronique, il existe des périodes de constipation pendant lesquelles les matières dures sont entourées de masses vitreuses, résultant d'une hypersécrétion du mucus dans le rectum ou dans quelque autre partie du gros intestin.

Les agents pathogènes de la dysenterie ne sont pas encore exactement connus. Les recherches de Kartulis tendent à faire accorder à l'amœba coli (V. page 180) un rôle important dans l'étiologie de cette affection [1].

C'est en examinant les petits flocons de mucosités

1. Peut-être faut-il identifier avec la dysenterie l'affection décrite dans certains pays sous le nom d'*entérite amibienne*, peu différente au point de vue clinique de la dysenterie vraie, caractérisée par des selles diarrhéiques fréquentes, une tendance à la chronicité et une amélioration notable due à l'administration de sulfate de quinine à l'intérieur et en lavements. Au début, les selles sont rares et pâteuses; puis elles deviennent très fréquentes et gangréneuses. Le mucus jaune brunâtre mélangé de sang qu'on trouve dans les selles contient en quantité très considérable l'*amœba coli* : l'examen doit se faire aussitôt après l'évacuation de la selle, car, au bout d'une heure ou deux, les amibes ont perdu leurs mouvements et, après dix ou douze heures, on ne peut plus les voir. Les amibes ont en général l'aspect d'une sphère composée de deux couches distinctes : une couche transparente hyaline et une couche granuleuse avec noyau et vacuoles Kovacs, qui a étudié cette affection (*Soc. impér. des médecins de Vienne*, nov. 1892), a retrouvé dans l'intérieur des amibes les globules rouges dont ils s'emparent volontiers : ces globules sont soit entiers, soit fragmentés ; ils peuvent même avoir été digérés; on ne voit plus alors qu'une petite masse de pigment, résidu de la digestion.

blanchâtres qui nagent à la surface du liquide dans les selles de malades atteints de *choléra asiatique* qu'on retrouve le plus sûrement les spirilles pathogènes de Koch.

Examinés à l'état frais après dissociation, ces flocons riziformes se montrent formés en majeure partie par des cellules épithéliales desquamées, les unes encore accolées et reproduisant le moule des villosités, les autres isolées et en voie de désintégration. Le noyau de la plupart de ces cellules a perdu la propriété de se colorer par le carmin (nécrose de coagulation).

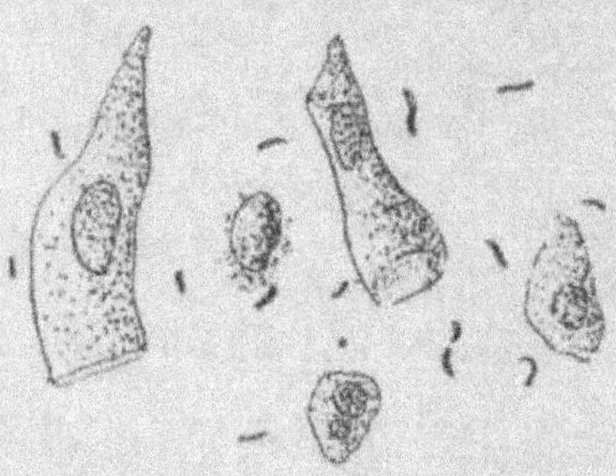

Fig. 33 — Selles cholériques avec bacilles en virgule.
Gr. 1,000 D.

Pour mettre en évidence les spirilles du choléra, il faut prendre une parcelle très petite de l'amas muqueux et l'étendre en couche aussi mince que possible sur une lamelle couvre-objet. Les lamelles préparées sont fixées et colorées à la solution aqueuse de fuchsine ; puis on les lave à l'eau et on les examine immédiatement ; de cette façon, les spirilles ne sont pas modifiés par la dessiccation qui précède le montage dans le baume.

Dans les cas favorables, on aperçoit une quantité considérable de courts bâtonnets de 1 μ 5 à 3 μ de long sur 0 μ 5 de large légèrement courbés ; l'élément semble en général affecter une forme de virgule d'où le nom de bacille en virgule qu'on lui a donné.

Le spirille du choléra se décolore par la méthode de Gram. Doyen a utilisé cette particularité pour déceler le spirille au milieu d'autres espèces vivant en saprophytes dans les matières fécales ; les lamelles sont colorées pendant dix minutes dans un bain aqueux de violet de méthyle aniliné, puis soumises pendant huit minutes à l'action de la solution iodoiodurée ; on les lave à l'alcool absolu et on les traite par l'essence de girofles ; elles sont ensuite passées de nouveau à l'alcool absolu et plongées pendant quelques secondes dans une solution aqueuse forte de fuchsine ; enfin, après avoir été lavées à l'eau et séchées, les préparations sont montées dans le baume. Les spirilles du choléra sont colorés en rouge et les autres bactéries en violet intense.

Dans les cas de choléra foudroyant, le mucus peut renfermer les spirilles à l'état de pureté ; d'autres fois, ils sont mélangés à une quantité d'autres bactéries du tube intestinal.

Dans les cas douteux, alors qu'on ne rencontre que quelques spirilles de loin en loin sur les préparations, le simple examen microscopique ne peut suffire ; on doit recourir aux cultures pour élucider le diagnostic [1].

1. Dans des travaux récents, Koch attribue à l'examen microscopique des selles une importance beaucoup plus grande que celle qu'il lui reconnaissait antérieurement. Pour la coloration des lamelles préparées avec les flocons muqueux contenus dans les selles, il emploie de préférence la solution diluée de fuchsine de Ziehl. Il insiste surtout sur une disposition spéciale aux bactéries du choléra : elles sont disposées en petits amas dans lesquels les bacilles sont tous orientés dans le même sens, et produisent ainsi l'impression de poissons nageant à la file dans un lent courant d'eau. Cette disposition est propre aux bacilles cholériques. Elle est caractéristique à ce point qu'à elle seule elle permet d'établir le diagnostic de choléra asiatique. L'importance, au point de vue prophylactique d'une telle rapidité de diagnostic saute aux yeux de quiconque sait que les mesures contre le choléra ne peuvent jamais être prises trop tôt. (Koch.)

PARASITES INTESTINAUX

PROTOZOAIRES

Les protozoaires qu'on peut retrouver dans les selles et qu'on avait considérés comme spéciaux à certaines formes d'entérite, ont bien perdu de leur importance depuis la découverte des bactéries pathogènes.

En général, la recherche des infusoires dans les matières fécales doit se faire dans les selles chaudes. Certains d'entre eux en effet (*cercomonas*) sont rapidement altérés après leur sortie de l'intestin et deviennent méconnaissables.

L'*Amœba coli*, trouvé par Kartulis dans les selles dysentériques, se compose d'une cellule douée de mouvements, pourvue d'un noyau et dont le protoplasma granuleux est creusé de vacuoles plus ou moins considérables.

Quand les amibes existent en assez grand nombre dans les selles, on peut obtenir de bonnes préparations persistantes en les fixant par l'acide osmique et en les montant dans la glycérine.

Le *Balantidium* (*paramœcium*) *coli* est un volumineux infusoire cilié pouvant atteindre 70 µ de long, trouvé parfois dans les fèces.

Le *Cercomonas intestinalis* infusoire flagellé, piriforme, pourvu à l'un de ses pôles d'un flagellum très mobile, est un parasite assez souvent rencontré dans les selles diarrhéiques.

Le *Trichomonas intestinalis* est un infusoire ovalaire

de 10 à 15 μ de long, pourvu d'un double flagellum et d'une crête de cils vibratiles.

Grassi et Rivolta ont signalé dans les selles la présence de coccidies assez semblables au *Coccidium oviforme*. (V. page 104.)

CESTODES

Les cestodes, vers plats, rubanés, dépourvus de bouche et de tube digestif, qui se reproduisent par voie de génération alternante et bourgeonnent aux dépens d'un *proscolex* piriforme, présentent à considérer une tête ou *scolex* et des segments ou *proglottis*, croissant à mesure qu'ils s'éloignent de leur point d'origine.

Deux familles de cestodes sont parasites de l'homme : les *Tœniadés* qui se rencontrent dans l'organisme à l'état de larves vésiculaires ou de vers adultes, et les *Botriocéphalidés* qui ne s'y trouvent qu'à l'état de ver rubané.

Voici, résumés, les caractères principaux des différents cestodes rencontrés chez l'homme.

Tœnia solium (ténia armé). Peut atteindre 6 et 7 mètres. Scolex peu volumineux (1/2^mm), globulaire, piriforme portant quatre ventouses circulaires et à son extrémité antérieure une petite élevure armée de deux couronnes concentriques de 15 à 16 crochets chacune. La couronne extérieure a des crochets de 150 μ de long ; ceux de l'intérieure n'ont guère que 100 μ. Après un segment cervical piriforme viennent des anneaux hermaphrodites avec pores génitaux latéraux assez régulièrement alternes. Les derniers anneaux qui se détachent facilement (*cucurbitains*) et sont retrouvés dans les selles, sont presque entièrement occupés par un utérus situé dans l'axe longitudinal, ramifié et rempli d'œufs. L'œuf du tænia solium est globuleux et mesure, lorsqu'il est fécondé, de 25 à 35 μ ; il est alors entouré d'une enveloppe chitineuse, à l'intérieur de laquelle le vitellus se segmente. L'œuf ingéré par le porc ou l'homme devient embryon hexacanthe et se fixe dans les muscles. (*Cysticercus cellulosæ*.)

Tænia mediocanellata (ténia inerme). Mêmes dimensions que le précédent. Tête dépourvue de crochets, un peu plus volumineuse que celle du ténia armé, sans

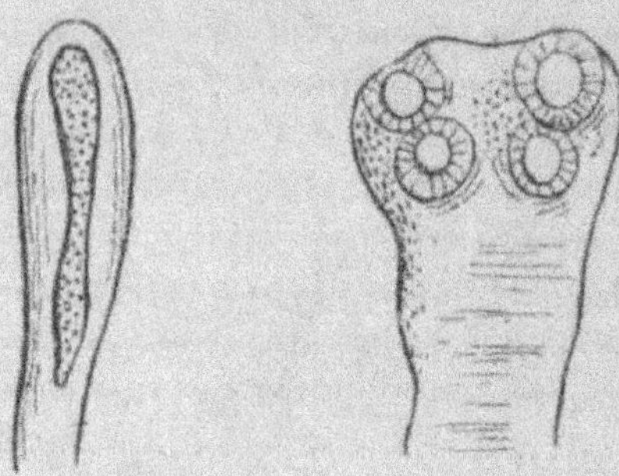

Fig. 34. — Tête de Tænia mediocanellata et tête de Botriocéphale. Gr. 15.

rostre aplati à sa partie supérieure, portant quatre ventouses circulaires. Les anneaux adultes diffèrent un peu de ceux du précédent : dans les anneaux mûrs, l'utérus rempli d'œufs présente des diverticules plus grêles, plus nombreux et plus subdivisés que ceux du ténia armé. L'œuf se développant chez le bœuf donne naissance au *Cysticercus bovis*.

Tænia cucumerina ou elliptica. — Petit ver, long de 15 à 20 centimètres, dont le scolex est garni d'un rostre et d'une couronne de crochets. Rare chez l'homme, fréquent chez le chien et le chat.

Tænia nana. — Ver long de 7 à 15 millimètres, fin comme un cheveu et possédant une couronne de 22 à

24 crochets. Les œufs, entourés d'une double membrane, ont de 40 à 48 µ de long sur 35 à 40 de large. Les premiers stades du développement embryonnaire sont presque identiques à ceux du tænia solium ; l'embryon a de 5 à 6 crochets.

Botriocephalus latus. — Peut atteindre 10 mètres. La tête, en forme d'une amande, est longue de $2^{mm},5$ et large de 1/2 à 1 millimètre ; elle est dépourvue de rostre et ne présente pas de véritables ventouses, mais bien deux fentes allongées et profondes (*botridies*) situées chacune le long d'un des bords latéraux. Les segments sont hermaphrodites ; les plus éloignés du scolex sont moins larges et plus longs que les autres. Le corps est aplati, rubané, légèrement tombé en son milieu ; les pores génitaux sont situés au milieu de la face ventrale. Les œufs, ovalaires, longs de 70 µ, larges de 45, sont entourés d'une coque brune peu épaisse, dont le pôle antérieur est pourvu d'un petit couvercle qui, en se soulevant, permet à l'œuf de se vider complètement. La larve se rencontre chez les poissons.

Botriocephalus cordatus, trouvé au Groenland, surtout chez le chien, n'atteint guère plus de 1 mètre. Tête courte, large, aplatie, munie de deux botridies profondes.

Botriocephalus cristatus. — Long de 2 à 3 mètres, grisâtre. La tête aplatie, pointue, a la forme d'une graine de lin, dont le bout obtus se continuerait avec le cou ; l'extrémité pointue présente sur chaque face une crête saillante longitudinale.

TRÉMATODES

Vers plats en forme de fer de lance ou de feuilles, munis de ventouses ventrales fixatrices. Tube digestif ordinairement terminé en cul-de-sac bifurqué. La forme adulte se rencontre chez l'homme.

Distoma hepaticum (grande douve du foie). — Ver plat lancéolé, long de 1 à 3 centimètres ; une ventouse céphalique et une ventrale ; œufs ovalaires, longs de 130 μ, larges de 80 ; ces douves peuvent, surtout chez le mouton, provoquer des obstructions des voies biliaires avec toutes leurs conséquences.

Distoma lanceolatum (douve lancéolée). — Long de 8 à 9 millimètres, large de 2 à 3 millimètres, légèrement ovoïde. Les œufs longs de 40 μ, au moment de leur expulsion, contiennent déjà l'embryon.

NÉMATODES

Les vers ronds parasites de l'homme appartiennent à la classe des nématodes : corps cylindrique, grêle, allongé, dépourvu de segmentation. Orifice buccal terminal muni de lèvres molles ou cornées. Mâle généralement plus petit que la femelle. Pore génital femelle à égale distance des deux extrémités. Chez le mâle, l'orifice caudal, à la fois pore génital et anus, est garni de spicules qui jouent le rôle d'organes fixateurs.

Ascaris lombricoïdes (ascaride). — Ver cylindrique, de coloration rougeâtre ou brun clair ; femelle longue de 25 à 40 centimètres. — Mâle beaucoup plus petit, avec extrémité caudale recourbée et pourvue de deux spicules. Orifice buccal entouré de trois lèvres musculaires. Œufs de 50 à 75 μ, ovoïdes, blancs avant la ponte, teintés en brun lorsqu'ils sont libres dans l'intestin, revêtus de deux enveloppes distinctes : l'enveloppe interne est lisse et résistante ; l'externe au contraire est albumineuse, transparente, mamelonnée et donne à l'œuf un aspect mûriforme absolument spécial.

Ascaris mystax. — Commun chez le chat et le chien. Rare chez l'homme ; femelle longue de 60 à 110 millimètres ; mâle long de 40 à 60 millimètres. Deux petites crêtes aliformes courent chacune le long d'un côté du corps. Œufs sphériques de 65 à 70 μ de diamètre.

Oxyurus vermicularis. — Petit ver cylindrique. La femelle, longue de 2 millimètres, est très effilée à son extrémité caudale ; le mâle, long de 4 millimètres, ne se termine pas en pointe, mais est pourvu d'un spicule au niveau du pore génital. Les œufs, longs de 50 μ, larges de 25 μ, sont planconvexes et pourvus d'une coque revêtue d'un léger enduit albumineux.

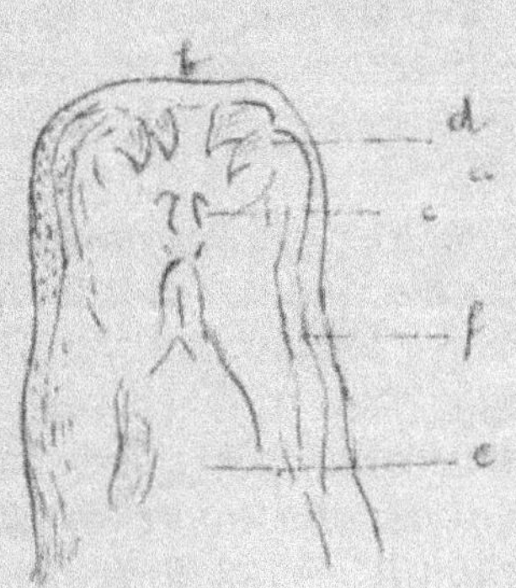

Fig. 35. — Extrémité céphalique de l'anchylostoma duodénale.

a, cavité buccale ; b, bord ventral ; c, lèvres chitineuses entourant la fente dorsale ; d, dents recourbées ; e, œsophage ; f, couche musculaire. Gr. 60 D.

L'oxyure adulte se tient surtout dans le gros intestin.

Anchylostoma duodénale (strongylus duodenalis). — Petit ver cylindrique ; femelle longue de 5 à 18 millimètres. L'extrémité antérieure est formée d'une sorte de suçoir en forme de cupule taillée en biseau aux dépens de la face dorsale. Le bord dorsal de la cupule présente une échancrure d'où résulte la formation de deux lèvres transversales revêtues d'une gaine chitineuse ; le bord inférieur ou ventral est armé intérieurement de quatre dents chitineuses recourbées en crochets (fig. 35). Le segment postérieur du mâle est pourvu d'une bourse trilobée et de deux petits spicules semblables à des arêtes. L'extrémité caudale de la femelle s'effile graduellement et se termine par une pointe en forme de lancette. OEufs ovalaires de 40 à 65 μ de long sur 30 μ de large. Les premiers stades de segmentation se passent dans le tube digestif de l'homme et on peut les retrouver dans les fèces. Quand ces parasites sont en grand nombre dans l'intestin, ils occasionnent, en pénétrant jusqu'à la sous-muqueuse, une perte considérable de sang, d'où résulte une anémie profonde (anémie des mineurs, ankylostomasie).

Rhabdonema intestinalis. — Sous ce nom, Blanchard décrit les deux helminthes connus sous les noms d'*anguillula stercoralis* et d'*anguillula intestinalis*. L'*anguillula stercoralis* n'est pas un parasite de l'homme à proprement parler; elle ne représente qu'une des phases du cycle évolutif de l'*anguillula intestinalis*. On trouve l'anguillule intestinale surtout dans les selles diarrhéiques, en Cochinchine, en Italie, etc..., la diarrhée préparant un terrain favorable au développement de cette espèce. Le ver adulte, long de 2 millimètres à 2^{mm},5 (on ne connaît que la femelle), ne se trouve que bien rarement dans les selles; on n'y rencontre que de rares œufs présentant les premières phases de la segmentation et les larves du parasite, mesurant 250 à 370 μ de long. Les œufs, un peu plus allongés que ceux de l'*anchylostoma duodénale*, ont de 65 à 70 μ de long. Ils sont ordinairement réunis par une substance hyaline en cordons de 2 à 6.

Quand les selles sont examinées immédiatement après leur évacuation, l'helminthiase anguillulaire se distingue facilement de l'ankylostomasie; dans la première, les selles contiennent les larves du parasite, et dans la seconde, elles ne contiennent que les œufs, mais, lorsqu'on examine les selles au bout de plusieurs jours, on trouve dans l'ankylostomasie une certaine quantité de larves ; cependant, le diagnostic est encore possible, car alors les œufs non transformés en larves sont restés intacts ou ne dépassent pas les premiers stades de leur développement.

Tricocephalus dispar. — Le mâle et la femelle ont de 4 à 5 centimètres de long ; le segment antérieur du tronc est grêle, filiforme, le segment postérieur contenant les organes génitaux est plus volumineux, cylindrique et rectiligne chez la femelle, enroulé et pourvu

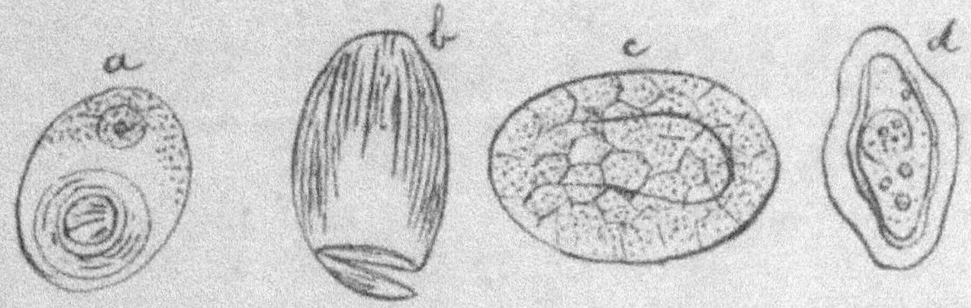

Fig. 36.

a, œuf de tænia solium avec sac vitellin ; *b*, œuf de botriocephalus latus complétement vidé. Gr. 300 D. ; *c*, œuf de distoma hepaticum. Gr. 100 D. ; *d*, œuf de distoma lanceol. Gr. 150 D.

d'un spicule chez le mâle. Les œufs, allongés, longs de 50 μ, sont revêtus d'une épaisse coque brunâtre pourvue à chaque pôle d'un renflement conique transparent.

Le diagnostic de la variété d'helminthiase est simple quand le parasite adulte existe dans les selles. Lorsqu'on n'y trouve que des œufs, le diagnostic est encore facile si l'on se reporte aux dimensions et aux caractères morphologiques des œufs des parasites intestinaux. Nous les rappellerons brièvement. L'œuf d'*ascaris lombricoïdes* est remarquable par la couche de substance albumineuse homogène qui l'entoure. L'œuf d'*oxyurus vermicularis* est asymétrique : il a deux faces de courbures différentes, un contenu grossièrement granuleux

et parfois aussi un embryon déjà très développé en
forme de têtard. Celui de *tricocephalus dispar*, pourvu
d'une capsule brillante à double contour, présente à
chaque pôle un renflement conique transparent. Les
œufs d'*anchylostoma duodenale*, de forme ovale, à surface lisse, se trouvent en général au stade de segmentation. Ces œufs ont un grand diamètre dont la longueur
oscille autour de 60 μ.

Les œufs de *tænia solium* de dimensions moitié moin-

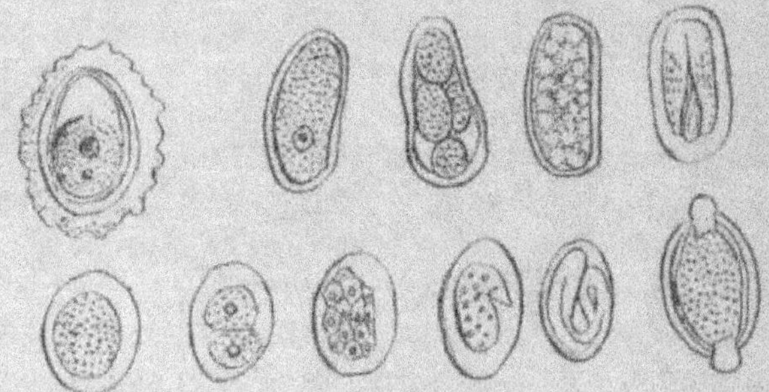

Fig. 37.

Œuf d'*ascaris lombricoïdes* avec sa coque et son revêtement albumineux.
Œufs d'*oxyurus vermicularis*, a différents stades de développement, segmentation du vitellus. 3 stades. Embryon en forme de têtard. Œufs d'*anchylostoma
duodenale* 5 stades. Œuf de *tricocephalus dispar*. Gr. 200 D.

dres, de forme arrondie ou légèrement ovoïde, munis
d'une membrane grossière présentant une fine striation
radiée, ont un contenu granuleux, à l'intérieur duquel
se voient six petits crochets. Ils ne se distinguent guère
de ceux de *T. mediocanellata*. Ceux de *botriocephalus
latus*, longs de 75 μ et larges de 50 μ, possèdent un
opercule facile à mettre en évidence par l'addition d'une
goutte de potasse sur la préparation. Quant aux œufs
de *D. hepaticum*, leurs dimensions (140 μ sur 85) ne
permettent pas d'hésitation.

Les données qui précèdent permettent de faire le

diagnostic des espèces parasites existant communément dans les selles [1]. Mais il faut s'attendre à rencontrer de temps à autre des parasites rares chez l'homme, plus communs chez certains animaux et pour l'étude desquels nous sommes forcés de renvoyer aux traités spéciaux [2].

Il existe enfin des exemples de pseudoparasitisme : des vers, vivant normalement à l'état libre, peuvent être absorbés avec l'eau de boisson et rendus dans les selles (*Gordius*, etc...). Il suffit d'être prévenu de cette possibilité pour ne pas en faire des parasites spéciaux ayant évolué dans le tube digestif.

EXAMEN DES LIQUIDES PÉRITONÉAUX

1° *Liquides d'ascite.*

L'examen microscopique des liquides d'ascite donne peu de renseignements sur la maladie dont elle dépend.

Le liquide de l'ascite simple peut présenter des flocons de fibrine coagulée ; il contient, en outre, quelques éléments figurés, leucocytes, globules rouges, cellules endothéliales en petite quantité. Ces éléments peuvent

1. LEICHTENSTERN (*Deutsch. med. Woch.*, 1892, n° 25) a indiqué la présence presque constante des cristaux de Charcot dans les selles, au cours de l'helminthiase intestinale. La persistance des cristaux dans les selles serait un indice de la non-guérison de la maladie. Dans deux cas de kyste thoracique à échinocoque s'étant vidés par les bronches, l'auteur a trouvé de nombreux cristaux dans les crachats ; dans l'un des cas où l'expulsion des échinocoques a été intermittente, les cristaux ne se trouvaient que lors de cette expulsion.

2. DAVAINE, *Traité des Entozoaires*, 2° éd., 1877.

BLANCHARD, *Zoologie médicale*.

BÉRENGER FÉRAUD, *Les ténias de l'homme*, 1888.

MULLER, *Étiologie de l'anémie pernicieuse*. (*Charité-Annalen*, 1889.)

être normaux ou avoir subi la dégénérescence granulo-
graisseuse.

Dans les cas où on soupçonne une tuberculose péritonéale, le liquide ascitique injecté à la dose de 3 à 4 centimètres cubes à un cobaye pourra produire chez cet
animal une tuberculose expérimentale alors que les préparations faites pour rechercher le bacille de Koch
n'auront pas donné de résultat positif.

L'analyse chimique qui doit toujours être pratiquée
donne de très utiles renseignements. D'une façon générale, en effet, il est établi que les liquides d'ascite dus
aux cardiopathies et aux cirrhoses hépatiques, contiennent moins de matériaux solides et de matières
albuminoïdes que les ascites qui dépendent d'une
inflammation péritonéale.

Quand le nombre des globules rouges est suffisant
pour donner aux liquides une coloration rosée, il faut
se défier du cancer. L'ascite hématique peut d'ailleurs
exister dans certaines inflammations chroniques du
péritoine.

Le liquide obtenu par ponction renferme des éléments
épithéliaux en assez grand nombre quand il provient
de la rupture dans le ventre d'un kyste ovarique. Ces
éléments peuvent permettre de faire le diagnostic de la
variété du kyste.

L'ascite chyliforme qui, au point de vue de la composition du liquide, tient le milieu entre le liquide ascitique vulgaire et le pus, peut faire songer à la filariose.
Un certain nombre d'ascites chyliformes ont coïncidé
avec un cancer du péritoine. Mais, dans la majorité des
cas, la pathogénie de ces ascites est inconnue et ne peut
être éclairée par l'examen microscopique du liquide.

2° *Liquides de péritonite.*

Ce qu'il importe au médecin de connaître dans une péritonite, c'est son étiologie. Il est bien peu de bactéries pyogènes n'ayant pas été rencontrées dans le liquide des péritonites aiguës.

La recherche des bactéries dans les liquides péritonéaux se fait d'ailleurs par les procédés usuels.

Dans les péritonites suraiguës (post-opératoire, puerpérale), il est bien rare qu'on ait l'occasion d'examiner le liquide péritonéal pendant la vie du malade. L'affection est rapide, mortelle en général, et à l'autopsie on trouve que c'est le streptocoque qui a joué le rôle principal dans l'infection. Sa présence est la règle dans le liquide de la péritonite puerpérale. (Certaines péritonites puerpérales sont cependant sous la dépendance du *B. coli communis.*)

Lorsqu'une collection purulente se fait jour dans le péritoine (phlegmon de la paroi abdominale, abcès du foie, psoïtis), on peut trouver une association du streptocoque et des staphylocoques pyogènes.

Dans le pus des péritonites consécutives aux suppurations périrénales, aux ulcérations intestinales, à certaines infections utérines, le bacille du colon peut être le seul microbe pyogène existant dans le pus. Lorsque le contenu intestinal arrive en contact avec le péritoine, le liquide péritonéal peut contenir les bactéries les plus diverses. On peut y déceler par les cultures et les inoculations le vibrion septique de Pasteur.

Dans certains cas, la péritonite finit par se localiser et le pus tend à s'enkyster : une ponction capillaire de la poche purulente est alors sans danger et peut éclairer le clinicien sur la nature exacte de la péritonite. Cette localisation avec tendance à l'enkystement peut se rencontrer dans les péritonites tuberculeuses, les péritonites à pneumocoque, à gonocoque et à actinomyces.

Le pneumocoque peut être le seul microbe pathogène en cause dans la production d'une péritonite purulente soit chez un malade déjà atteint de pneumonie, soit chez un individu indemne de toute affection pneumococcique antérieure.

Les infections péritonéales dues au gonocoque seul sont très rares.

Dans certains cas de péritonite à marche très lente, le pus évacué par la ponction exploratrice contenait l'*actinomyces* provenant en général d'une localisation cæcale primitive.

Quand, dans le pus retiré par la ponction, on n'a pas trouvé de bactéries, on doit soupçonner l'existence du bacille de Koch; l'inoculation du pus à un cobaye s'impose et permet seule d'infirmer ou de confirmer l'hypothèse d'une péritonite tuberculeuse.

On comprend de quelle nécessité il est pour le médecin de faire rapidement le diagnostic étiologique d'une péritonite : de nombreux succès thérapeutiques ont en effet été obtenus à la suite d'interventions précoces dans des péritonites relevant d'une autre cause que du streptocoque pyogène.

EXAMEN DU PUS DES ABCÈS DU FOIE

Quand le pus est récent, on peut trouver, dans les abcès du foie, des bactéries pyogènes diverses : *M. pyogenes aureus. B. coli communis. M. pyogenes* (rare, sauf dans les abcès pyohémiques).

Dans le pus des abcès du foie consécutifs à la dysenterie et incisés longtemps après leur début, le pus est souvent stérile. Dans certains cas, le pus stérile lors d'une première ponction a, dans la suite, présenté des bactéries pyogènes.

Les amibes décrites par Kartulis dans les abcès du foie d'origine dysentérique n'ont pas été retrouvés par beaucoup d'autres observateurs.

La présence de crochets d'échinocoques, de débris d'hydatides, de têtes de ténia dans le pus permet de diagnostiquer un kyste hydatique suppuré.

Suivant que le pus sera stérile ou qu'il contiendra des microbes pyogènes, l'incision de l'abcès présentera une gravité variable. Dans le cas où le pus est stérile, la chute de quelques gouttes de ce pus dans le péritoine n'est pas à redouter. C'est à cette particularité qu'il faut attribuer la presque innocuité de l'intervention chirurgicale dans les abcès consécutifs à la dysenterie chronique et opérés longtemps après leur début et la gravité de l'opération dans les cas aigus, où le chirurgien intervient dès la formation de la collection purulente. Dans ces derniers cas, l'écoulement de quelques gouttes de pus dans le péritoine donne presque fatalement une péritonite.

SIXIEME PARTIE

PEAU. — POILS, ETC.

La peau est unie aux parties sous-jacentes par le tissu conjonctif sous-cutané, formé de faisceaux et de lamelles de tissu conjonctif lâche. La partie profonde de la peau ou derme est constituée par du tissu conjonctif plus dense, présentant une grande quantité d'éminences ou papilles, dans lequel on trouve des glandes sudoripares et sébacées et où sont implantés les poils, dépendances de l'épiderme.

PRODUITS DE DESQUAMATION ÉPIDERMIQUE

Lorsqu'on racle la surface de la peau avec un bistouri, on obtient de petites lamelles aplaties, sèches, qui sont formées de cellules épidermiques de la couche superficielle ou couche cornée de l'épiderme. Ces cellules, soumises à une chute incessante et dont le contenu tend à disparaître à mesure qu'elles deviennent plus superficielles, sont représentées par des éléments aplatis, sans protoplasma ni noyau. L'ébullition dans une solution de potasse à 40 0/0 gonfle ces éléments et fait apparaître dans leur intérieur quelques tractus irréguliers, restes du protoplasma.

A l'état normal, les lamelles épidermiques s'éliminent

insensiblement; mais, quand la peau est couverte d'un
enduit quelconque, les cellules épidermiques dont la
chute ne se fait plus d'une façon continue et insensible,
se détachent sous forme de lamelles assez étendues.
C'est ce qu'on observe dans les desquamations consécutives à l'action prolongée d'émollients et dans celles
qui se produisent par un autre mécanisme au cours de
la scarlatine, de l'érysipèle, etc.... Il en est de même
pour l'épiderme fœtal. Dans tous ces cas, les cellules,
dont les dimensions varient de 40 à 50 μ, sont aplaties,
polygonales, assez régulièrement disposées en mosaïque; celles des parties profondes de la couche cornée
possèdent souvent autour du noyau encore existant
quelques granulations grisâtres.

Sur l'épiderme normal qui est en contact continuel
avec l'air, existent de nombreuses bactéries qui vivent
en saprophytes surtout dans les endroits baignés par la
sueur (surface du nez, du scrotum, etc...). Pour mettre
ces bactéries en évidence, on applique sur ces surfaces
une lamelle et on fixe les éléments qui s'y sont accolés
par le passage dans la flamme d'une lampe à alcool;
puis, après avoir enlevé la graisse par l'éther, on colore
la lamelle par une solution aqueuse de fuchsine; on voit
alors de nombreux microcoques et bacilles de dimensions diverses.

Pour examiner les bactéries contenues dans les
lamelles épidermiques, on place quelques-unes de ces
lamelles sur une lame porte-objet; on les traite d'abord
par une goutte d'une solution d'acide acétique à 2 0/0.
Après un quart d'heure environ, les lamelles sont bien
gonflées; on peut alors les étaler à l'aide d'aiguilles; on
évapore le liquide et on colore par une solution aqueuse
de fuchsine ou une solution alcaline de bleu de méthyle.
La préparation, lavée à l'eau et desséchée, peut être
montée dans le baume.

Il arrive souvent que des lavages répétés entraînent les lamelles épidermiques placées sur le porte-objet. On remédie à cet inconvénient en recevant les squames dans une goutte d'eau albumineuse (blanc d'œuf 1 partie, eau distillée et stérilisée 15) placée sur la lame; on passe plusieurs fois sur la flamme; les squames épidermiques sont ainsi fixées et la préparation peut être lavée sans crainte.

On a décrit un grand nombre d'espèces microbiennes habitant l'épiderme normal. On peut y voir toutes les formes possibles : bacilles, microcoques, leptothrix, voire même des levures et des moisissures diverses.

Les cultures et les inoculations permettent de déceler à la surface de l'épiderme normal les microcoques vulgaires de la suppuration.

Par suite de variations dans la quantité et la qualité des sécrétions de la peau, l'épiderme, par sa reproduction incessante, peut donner lieu à des formations anomales. Dans le psoriasis, par exemple, la surface de la peau se recouvre d'amas blanchâtres adhérents. Mais l'examen microscopique, en montrant dans ces produits de desquamation l'existence de lamelles épidermiques, n'indique nullement la nature du processus morbide.

SÉBUM, SUEUR

Les glandes sébacées, glandes en grappes, débouchant soit à la surface de la peau, soit dans un follicule pileux, déversent continuellement un enduit gras constituant le sébum.

Le sébum, examiné frais, se montre formé de gouttelettes graisseuses et de cellules épithéliales déformées Parfois (sébum des glandes de l'aréole du mamelon, du scrotum), c'est un liquide crémeux contenant en suspension des gouttelettes graisseuses.

On trouve encore, dans le sébum, des cellules épithéliales vésiculeuses, arrondies, provenant des culs-de-sac glandulaires, et contenant de nombreuses gouttelettes huileuses. On n'y voit que rarement des cristaux de cholestérine.

Le smegma de la rainure balanopréputiale et des replis des organes génitaux externes de la femme est du sébum mélangé à une grande quantité de cellules épidermiques molles et macérées, de fines granulations graisseuses et protéiques, de cristaux d'acides gras et de bactéries. Parmi ces bactéries se trouve un bacille dit bacille du smegma, étudié par Alvarez et Tavel dans le smegma d'individus sains. Ce bacille, qui possède les réactions colorantes du bacille tuberculeux et du bacille de la lèpre, se distingue cependant de ces derniers par ce fait qu'il perd plus rapidement qu'eux sa coloration sous l'influence des réactifs décolorants. Il n'est guère possible de distinguer le bacille du smegma de celui que plusieurs observateurs après Lustgarten ont rencontré dans les sécrétions syphilitiques et dont l'existence est d'ailleurs loin d'être confirmée.

L'accumulation de la matière sébacée à la surface de la peau du nez, des joues, du front peut donner lieu à la formation d'amas concrets (acné concrète), qui, traités par l'eau et la glycérine, se montrent constitués par les éléments décrits plus haut.

Dans la séborrée squameuse, la matière sébacée se desséchant plus encore se présente sous forme d'écailles assez semblables à celles du pityriasis versicolore, mais dans lesquelles on ne trouve pas au microscope les lamelles épithéliales propres à ce dernier.

La matière sébacée, au lieu de se déverser complètement à la surface de la peau, peut s'accumuler à l'intérieur des glandes qui lui donnent naissance, d'où on la fait sortir facilement par pression, sous la forme d'un petit cylindre blanc noirâtre à son extrémité.

On trouve dans ces amas de sébum des cellules épithéliales aplaties, déformées, des cristaux d'acides gras, des poils très fins et un parasite très commun, le *Demodex folliculorum*.

Le contenu des loupes présente une constitution analogue.

Le développement des microcoques pyogènes dans les glandes sébacées donne naissance à des pustules d'acné qui contiennent un mélange de matière sébacée et de pus dans lequel on peut déceler la présence des microcoques colorables par la méthode de Gram.

Les glandes sébacées de la face contiennent en grande quantité le *Demodex folliculorum* qu'on obtient facilement en pressant un pli de la peau et en examinant dans la glycérine le bouchon cylindrique de substance grasse ainsi obtenu.

Dans les comédons on peut trouver 10 et même 20 *Demodex*. Ces parasites de forme caractéristique ont de 80 à 300 µ de long. Ils ont quatre paires de pattes courtes, volumineuses, implantées sur la partie antérieure du corps. La tête est garnie d'un rostre terminal constitué par un organe rigide : de chaque côté se voient des palpes à quatre articles dont le dernier est armé d'un crochet dirigé en bas et qui constitue un organe de pénétration.

A l'état normal, la sueur ne renferme que de rares granulations qui se mélangent rapidement aux produits de desquamation épidermique. Quand la sudation est très abondante, le liquide déversé à la surface de la peau peut contenir des noyaux provenant des culs-de-sac des glandes sudoripares.

La sueur normale contient un certain nombre de

sels et de principes cristallisables. C'est ainsi que
l'urée se trouve en faible quantité dans la sueur; mais,
dans le mal de Bright, dans le choléra, dans les
anuries toxiques, l'urée excrétée peut être en proportion assez considérable pour cristalliser à la surface de
la peau, sous forme de paillettes blanchâtres d'un
aspect farineux qui, traitées par l'acide nitrique, donnent des cristaux en paillettes ou en lames aplaties, peu
solubles dans l'eau (nitrate d'urée).

Dans d'autres cas, l'évaporation de la sueur sur une
lamelle donne naissance à de nombreux cristaux de
chlorure de sodium.

Quand la sécrétion sudorale fait défaut ou est peu
abondante, les débris épidermiques non ramollis ne
s'éliminent pas facilement et produisent alors une
ichthyose, suite d'anhydrose. Dans l'hyperhydrose, au
contraire, l'exagération de la sueur produit des altérations épidermiques caractérisées surtout par la macération et la désintégration des éléments cellulaires.
Lorsque certaines bactéries se développent dans ces
produits macérés, elles y produisent des fermentations
fétides. Ces bactéries sont ordinairement de courts
bâtonnets trapus qui, injectés aux animaux d'expérience, déterminent une saprémie rapidement mortelle.

La sueur peut, sous l'influence de certains microbes,
prendre différentes colorations : Kuhne et Eberth ont
signalé la présence de nombreuses bactéries dans des
sueurs bleues. Dans la sueur rouge des aisselles, des
microcoques en quantité considérable sont accolés aux
poils.

Grâce à la présence de la matière sébacée et de la
sueur, les corps étrangers poussiéreux de l'atmosphère adhèrent facilement à la surface de la peau et
contribuent avec le sébum et les débris épidermiques
à former les crasses.

Outre les éléments figurés plus ou moins modifiés provenant de la desquamation épidermique, les crasses contiennent des granulations grisâtres irrégulières, solubles dans l'acide chlorhydrique (poussières terreuses), d'autres noirâtres, anguleuses, insolubles dans les acides forts (charbon) et des fragments variés (fibres végétales, spores de champignon, etc.) provenant de l'atmosphère.

Certaines granulations proviennent des fards ou cosmétiques : les fards noirs sont généralement formés de noir de fumée dont on retrouve facilement les granulations au microscope : on trouve dans ces cas des grains noirâtres, de 10 à 150 µ de diamètre, inattaquables à chaud par les acides forts. Quant aux sels métalliques (plomb, mercure), employés parfois dans ce but, l'analyse chimique permet de les caractériser bien mieux que l'examen microscopique.

AFFECTIONS PARASITAIRES DE L'ÉPIDERME

On doit être très circonspect dans la recherche des parasites à la surface de la peau. On peut en effet y rencontrer des éléments étrangers qu'il importe de ne pas prendre pour des parasites, comme le fait s'est produit pour des spores de lycopode et de grains d'amidon dont certains malades sont parfois saupoudrés.

Nous étudierons successivement les affections parasitaires les plus communes de l'épiderme.

Pityriasis versicolore. — Cette affection cutanée que les recherches microscopiques ont nettement différenciée des taches hépatiques, du masque des femmes enceintes, etc., est constituée soit par de petites taches formant un pointillé élégant (*pityriasis ponctué*) soit par de petits éléments arrondis (*pityriasis en gouttes*) ; si on

donne avec l'ongle un coup sec au niveau de la plaque,
on détache une lamelle épidermique très nette qui
renferme en abondance le microsporon d'Eschtedt ou
Microsporon furfur.

Les squames enlevées sont traitées par l'éther, puis
par une solution de potasse à 20 0/0 et colorées par le
bleu de méthyle ou par l'eau iodoiodurée.

Le parasite est formé par un mycélium de tubes
nombreux, courts, minces, ramifiés, de 1 μ,5 à 4 μ d'épais-

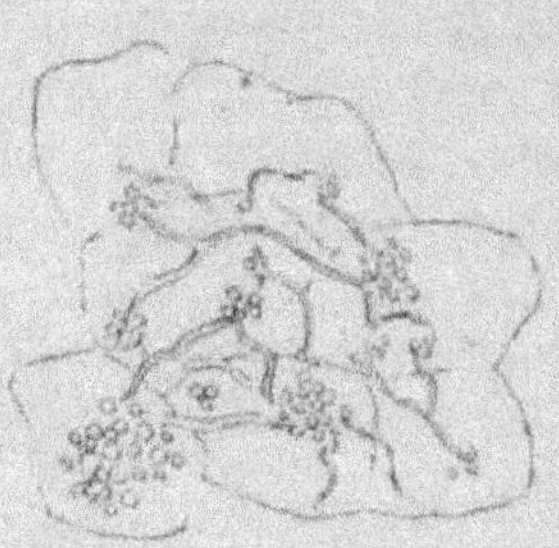

Fig. 38. — Microsporon
furfur sur une squame
épidermique. Gr. 500 D.

seur, qui s'entrecroisent dans
tous les sens, de manière à former une sorte de feutrage irrégulier. Ces tubes ont toutes les
formes : ils sont droits, courbes,
noueux, angulaires, fourchus,
recourbés. Le plus souvent ils
sont garnis de spores fines, arrondies ou ovalaires, très réfringentes, remarquables par leur
tendance à se disposer par grappes de 20 à 60. On en obtient
d'excellentes préparations persistantes en fixant les
squames au moyen de l'eau albumineuse comme il a
été dit plus haut. (V. page 197.)

Le *Microsporon furfur* siège dans la couche cornée
de l'épiderme. Il reste toujours superficiel et n'attaque
ni les poils ni les ongles.

Il y a coexistence fréquente du pityriasis versicolore
et de la dilatation de l'estomac, le *Microsporon furfur*
trouvant dans le milieu acide et gras de la peau créé
par les troubles de la digestion un terrain favorable
à son développement.

Les parasites signalés parfois dans le pityriasis sim-
plex et dans le pityriasis rosea ont une existence et un
rôle problématiques.

Dans l'*érythrasma*, affection siégeant de préférence dans la région inguino-scrotale et caractérisée par l'existence de plaques arrondies nettement limitées par un soulèvement de l'épiderme, on arrive par le grattage avec une curette à détacher avec une certaine difficulté l'épiderme qu'on ne peut d'ailleurs recueillir qu'en petits lambeaux très tènus, pulvérulents. Von Bärensprung, Balzer, etc., ont décrit dans cette affection un parasite spécial, le *Microsporon minutissimum*. Les squames, après traitement par l'éther et coloration par le bleu de méthyle, montrent en quantité considérable les éléments d'un parasite disposé d'une manière qui rappelle le *Microsporon furfur*. Ces tubes sont ordinairement irréguliers, noueux. Ils contournent les cellules épithéliales de la couche cornée; ils sont souvent ramifiés; leur diamètre n'atteint guère plus de 1 μ 5. Les spores rondes ou un peu elliptiques sont endogènes. Elles peuvent être mises en liberté sous forme de petites chaînettes de sporules (Balzer).

Les tubes du parasite n'ont aucun rapport avec les poils; ils s'introduisent entre les cellules, sans détruire d'ailleurs leurs connexions, n'étant pas plus épais que le corps même des cellules. La présence de ce parasite permet de distinguer l'érythrasma de l'intertrigo, où le microscope n'arrive à déceler que des microbes vulgaires.

Bizzozero a décrit dans un cas d'*eczéma marginé* se développant au pourtour d'une plaque d'intertrigo, sous forme d'un bourrelet rougeâtre, un champignon facile à mettre en évidence dans les squames épidermiques après macération dans la potasse à 10 0/0. Ce sont des filaments mycéliens enchevêtrés, ramifiés, épais de 2 à 3 μ, articulés. En certains endroits, les articles sont très courts; ils deviennent même ovales et peuvent alors se trouver épars sous une forme rappelant celle de spores. Ce parasite, d'après Kaposi, ne serait d'ailleurs autre qu'une variété du *Trichophyton tonsurans*, agent pathogène de l'herpès tonsurans.

Herpès circiné. — En dissociant dans la glycérine les produits obtenus par le raclage de la couche cornée de l'épiderme dans l'herpès circiné, on met facilement en évidence des filaments de 2 à 3 µ d'épaisseur, ondulés, ramifiés et enchevêtrés, dont le protoplasma n'a pas la même densité dans toute la longueur et dont les cloisons sont souvent difficiles à apercevoir. Ce champignon est un *Trichophyton* qui, lorsqu'il se développe dans les poils, produit une variété de teigne tondante. Dans ce cas, ce sont surtout les spores qu'on trouve dans les poils.

Accidentellement, surtout lorsque l'épiderme est macéré à la suite de pansements occlusifs ou de bandages laissés longtemps en place, on peut observer la pullulation à la surface, de champignons plus élevés dans la série (*aspergillus, penicillium*) dont les spores, s'amassant en grande quantité, donnent à la peau une coloration d'un vert noirâtre. Ces faits ont parfois été signalés sous la rubrique mélanomycose.

Le liquide des vésicules, examiné extemporanément, présente à considérer un petit nombre de leucocytes. Dans le liquide des pustules, le nombre des leucocytes est très considérable et les préparations colorées permettent d'y déceler de nombreux micrococques vulgaires de la suppuration.

Certains insectes n'habitent que la surface de la peau (poux, puces); nous renvoyons pour leur description aux traités spéciaux d'histoire naturelle. D'autres, tels que les cousins, les taons, les mouches, viennent fréquemment avec leur appareil buccal, en forme de piquant et de suçoir, puiser du sang dans la peau de l'homme, et peuvent y apporter les germes de diverses infections.

Diverses mouches (*Æstrides, Lucilia, Sarcophaga*) déposent parfois leurs œufs dans les plaies ou dans les cavités du corps accessibles et les larves qui en sortent s'attachent aux parties voisines.

Le parasite de la gale, le *Sarcoptes hominis* (acariens), se trouve surtout dans la couche cornée de l'épiderme, où il se creuse des sillons reconnaissables à l'œil nu. En déchirant l'épiderme avec une fine aiguille en ces

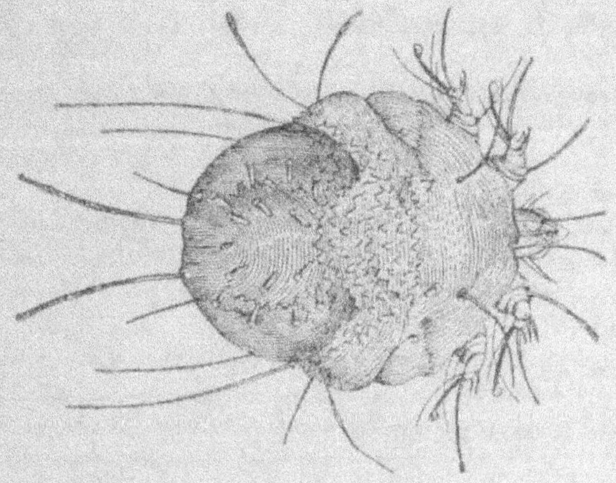

Fig. 39. — *Sarcoptes scabiei* femelle, Gr. 400 D.

points, on peut arriver à extraire le sarcopte ; mais il vaut mieux exciser avec des ciseaux courbes le lambeau d'épiderme qui contient le sillon et l'examiner dans la glycérine avec un grossissement de 50 à 100 diamètres. On a de cette façon bien plus de chances de trouver le sarcopte.

Le *Sarcoptes hominis* est ovale, biconvexe, blanchâtre ; le tégument abdominal présente des sillons superficiels ; le tégument dorsal possède de petites élevures coniques plus nombreuses chez la femelle. La tête porte deux paires de mandibules. Les deux paires de pattes antérieures portent des ventouses ; les deux paires postérieures se terminent par des soies chez la femelle, tandis que chez le mâle la troisième paire seule possède des soies et la quatrième des ventouses. La femelle mesure de 400 à 450 μ de long, et le mâle de 200 à 250 μ.

Dans les préparations faites par excision d'un lambeau d'épiderme, on trouve généralement derrière la femelle un certain nombre d'œufs ovales lisses, longs de 100 à 120 μ. Outre des mâles et des femelles, on rencontre des nymphes semblables aux femelles, mais plus petites, dans l'abdomen desquelles on ne voit pas d'œufs ; on peut trouver enfin des larves plus petites que les nymphes, n'ayant que trois paires de pattes dont la dernière est terminée par une longue soie.

D'autres sarcoptes parasites d'animaux domestiques peuvent accidentellement se retrouver en parasites sur l'épiderme de l'homme.

Parfois les sarcoptes sont en nombre très considérable à la surface de la peau ; ils peuvent alors déterminer la production de croûtes qu'on distingue facilement de celles de l'eczéma impétigineux, parce qu'elles contiennent des sarcoptes et des œufs.

AFFECTIONS ULCÉREUSES DE LA PEAU

Lorsque le revêtement cutané a été détruit sur une étendue notable par suite d'un processus de nécrose on de suppuration, on dit qu'il y a ulcère de la peau. Dans les conditions favorables, ces pertes de substance se réparent facilement grâce à la formation d'un tissu de granulations. Au contraire, la prolifération des bactéries pyogènes favorisée par un état général défectueux du malade facilite la destruction des tissus environnants et l'agrandissement de l'ulcère.

D'autre part, quand le derme est le siège du développement de certaines bactéries pathogènes, les divers processus morbides qui se passent à ce niveau peuvent donner lieu à la production de foyers d'éléments embryonnaires qui se présentent sous forme d'amas granuleux (granulomes infectieux) distincts des bourgeons charnus normaux parce qu'ils n'ont pas comme ces derniers de tendance à se transformer en tissu conjonctif.

Ces granulomes infectieux s'ulcèrent avec la plus grande facilité par suite de la nécrose et de la caséification de leurs cellules superficielles.

Aucun des divers éléments anatomiques qu'on peut rencontrer à la surface d'une ulcération n'est caractéristique d'une affection ulcéreuse en particulier. Les leucocytes, la fibrine, les fibres élastiques tapissent en effet le fond des ulcérations les plus variées. Seule la connaissance de l'agent pathogène sous la dépendance duquel est le processus ulcéreux peut renseigner sur la nature de l'affection et permettre par conséquent d'en faire le diagnostic étiologique exact.

Nous allons passer rapidement en revue les produits qu'on peut rencontrer à la surface des divers ulcères.

On ne voit plus guère aujourd'hui la forme ulcéreuse de la pourriture d'hôpital : on a signalé dans les produits de désagrégation qui s'éliminent à la surface des ulcères des granulations, de la fibrine, des leucocytes, des globules de graisse, des fibres élastiques et une quantité considérable de bactéries variées dont aucune ne peut encore être considérée comme spéciale à cette affection.

A la surface des ulcères qui sont la conséquence des phlyctènes de la gangrène, on observe aussi de nombreux produits de nécrobiose : granulations graisseuses,

cristaux d'acides gras, fibres élastiques, cristaux et granulations d'hématoïdine, globules blancs altérés, granulations pigmentaires contenant du sulfure de fer, cristaux de sulfate et de carbonate de chaux, de phosphate
ammoniaco-magnésien, bactéries nombreuses, etc...

Le diagnostic des *ulcérations tuberculeuses* de la
peau peut être établi par la démonstration du bacille
de Koch dans les produits de raclage. Lorsqu'il s'agit
de formes torpides, l'inoculation au cobaye est bien
préférable à l'examen bactériologique, le nombre des
bacilles étant en général excessivement minime. On
démontrera facilement, par l'inoculation, l'existence du
bacille de Koch dans le lupus ulcéreux, dans les produits
de certains tubercules anatomiques, etc... Dans ces
affections, les bacilles spécifiques peuvent n'être pas
doués d'une grande virulence et la tuberculose expérimentale ne se produire qu'après plusieurs mois.

Le bacille décrit par Lustgarten dans les ulcérations
syphilitiques a une existence et un rôle encore discutés.

Les bacilles de la lèpre se retrouvent facilement dans
les *ulcérations* de nature *lépreuse*. Leurs réactions les
rapprochent beaucoup des bacilles tuberculeux ; mais
ils existent souvent dans les produits lépreux en quantité énorme, ce qui contraste avec le petit nombre des
bacilles de Koch que l'on rencontre d'ordinaire dans
les ulcérations de nature tuberculeuse. La méthode
d'Ehrlich (v. page 122) peut servir à déceler les bacilles
de la lèpre dans les produits desséchés sur les lamelles.
Mais, pour les distinguer nettement des bacilles tuberculeux, on laisse les lamelles préalablement colorées
par une solution de fuchsine anilinée, pendant quinze
secondes dans l'alcool absolu additionné d'un dixième
d'acide nitrique exempt d'acide nitreux ; on lave à l'eau
et on colore le fond par une solution aqueuse de bleu
de méthyle. Les bacilles de la lèpre sont colorés en

rouge ; les bacilles tuberculeux, s'il y en avait, reste-
raient incolores.

L'inoculation au cobaye des produits de raclage des
ulcérations morveuses renseignera bien plus sûrement
que les préparations sur la présence du bacille de la morve.

Toutes les fois qu'on se trouve en présence d'une
inflammation de la peau à marche subaiguë ou chronique, formant une sorte de tuméfaction dure se ramol-
lissant lentement et s'ulcérant au centre, ne produisant
que peu de pus et ne guérissant pas par une incision
franche, on doit rechercher l'*actinomyces* [1]. (V. p. 124.)

Dans la *pustule maligne*, les parties nécrosées contiennent un grand nombre de bactéries au milieu de
granulations et de débris cellulaires. Mais, au-dessous
des parties nécrosées, on peut rencontrer des bactéries
charbonneuses. Toutefois, en cas de doute, surtout
lorsque les lésions existent depuis plusieurs jours, il
sera bon d'inoculer les produits de raclage à un animal
d'expérience. La présence des bacilles charbonneux
dans le sang au bout de vingt-quatre à trente-six
heures permettra de poser un diagnostic absolument
certain.

Certains ulcères des pays chauds sont dus à des bactéries spéciales. Tels sont le clou de Biskra, l'ulcère
annamite, etc... Les cultures seules permettent de distinguer les microorganismes spéciaux à cette affection,
au milieu des saprophytes vulgaires développés au
niveau des ulcérations.

---

1. Dans la maladie appelée pied de madura, le pied est augmenté
de volume, les os peuvent être cariés et parsemés de cavités
purulentes dans lesquelles on voit de petites granulations jaunâtres formées en majeure partie de filaments bactériens ; les
recherches de Hewlett et de Hanthack (*Pathological Society*,
Janv. 92) ont montré la ressemblance de ce champignon avec
l'*actinomyces*.

L'examen des produits obtenus par le raclage des
tumeurs ulcérées de la peau ne peut pas suffire en
général pour en faire le diagnostic exact. Tout d'abord,
en effet, les cellules migratrices uni et multinucléées et
les cellules à un ou plusieurs prolongements des granulations normales peuvent en imposer pour des cellules
rondes ou fusiformes de sarcome. Même dans le cas
d'existence certaine d'une tumeur, les cellules superfi-

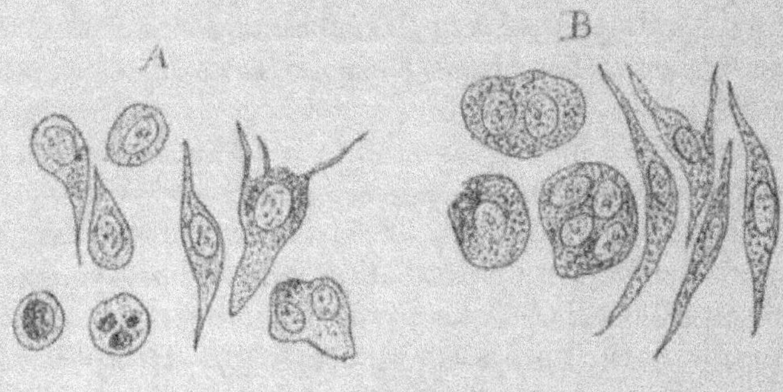

Fig. 40.

A. Cellule du tissu de granulation ; cellules migratrices ; cellules embryonnaires uni et plurinucléées. B. Cellules rondes et fusiformes de sarcomes.
Gr. 500 D.

cielles ont trop de tendance au sphacèle pour que leurs
caractères microscopiques permettent d'en diagnostiquer sûrement la nature.

Dans le *mollucum contagiosum* ou acné varioliforme
dont la structure est la même que celle d'une tumeur
épithéliale, Neisser a signalé des corps granuleux logés
surtout dans le protoplasma des cellules du réseau de
Malpighi, refoulant leur noyau et finissant par les rem-
plir entièrement. Ces corps qui, selon toute probabilité,
sont des Coccidies, peuvent présenter un stade de développement correspondant à celui de la sporulation. Cer-

tains auteurs ont d'ailleurs cherché à démontrer que ces corps granuleux n'étaient que des cellules en voie de dégénérescence colloïde.

SUPPURATIONS CUTANÉES

Toutes les bactéries pyogènes peuvent se rencontrer dans les suppurations cutanées.

Les phlegmons diffus sont en général sous la dépendance du streptocoque pyogène.

Les furoncles, anthrax, pustules contiennent les staphylocoques pyogènes vulgaires (*M. pyogenes aureus* et *M. pyogenes albus*). Le bourbillon du furoncle contient beaucoup de fibres élastiques. (V. page 108.)

Le bacille du colon existe en général dans les collections purulentes qui se forment au pourtour du rectum [1].

Le pneumocoque de Talamon et Fraenkel est probablement l'agent pathogène des herpès.

Certains parasites animaux, par leur présence sous la peau, peuvent être la cause du développement dans les tissus de microcoques pyogènes. C'est ainsi que la Filaire de médine peut déterminer la production d'abcès.

Enfin, à la suite de l'application de certains emplâtres et résines, la surface de la peau peut présenter une foule de petites suppurations ponctiformes dans le pus desquelles on ne retrouve pas de microbes. C'est ce qu'on peut observer à la suite de l'application d'un thapsia par exemple.

---

1. Le *B. pyogenes fœtidus* (Passet) trouvé dans le pus fétide des abcès du pourtour de l'anus et dans le pus des abcès dentaires n'est en réalité qu'une variété de *B. coli*, ainsi que l'ont montré les recherches récentes de Macaigne, Achard, etc...

AFFECTIONS PARASITAIRES DES POILS

L'*herpes tonsurans capillaris*, qui détermine sur le cuir chevelu la formation de plaques arrondies ayant l'aspect de tonsures sales à surface recouverte de squames au niveau desquelles les cheveux sont brisés, est dû à la pénétration dans la tige du poil d'un champignon spécial du genre *trichophyton*.

Ce parasite est très facile à mettre en évidence. Un certain nombre de poils arrachés aux points les plus malades sont lavés à la térébenthine, puis à l'alcool, et examinés dans la glycérine additionnée d'un peu d'acide acétique. On peut obtenir d'ailleurs la coloration du champignon par une solution aqueuse de bleu de méthyle.

Les squames et les fragments des bulbes adhérents aux poils se montrent parsemés de filaments mycéliens et de spores. Dans la tige du poil, les spores du *trichophyton*, existant en grand nombre, finissent par dissocier ses éléments et le poil lui-même se brise en un point de sa longueur. Les spores disposées en traînées ont en général une forme ovale; parfois à la suite d'une compression réciproque, les spores superposées présentent des facettes rectangulaires.

Les recherches récentes de Sabouraud ont montré que la dimension des spores trichophytiques était en général identique en tous les points malades d'une même tête, mais différait souvent d'un cas à l'autre. Cet auteur a été ainsi amené à distinguer dans la trichophytie un certain nombre d'agents pathogènes différents, dont deux surtout nous intéressent : un trichophyton à grosses spores et un trichophyton à petites spores. Le trichophyton à petites spores ne paraît contagieux que pour les cheveux et par conséquent pour les

enfants, seuls sujets à la teigne tondante. La spore, petite
(3 μ), n'est pas contenue dans un mycélium visible ;
ses agglomérations disposées sans ordre remplissent
le cheveu ; elles débordent même son enveloppe pour
lui former une gaine externe. La trichophytie à grosses
spores seule peut s'accompagner d'auto-inoculation ou
de contagion de trichophytie circinée, ou produire par

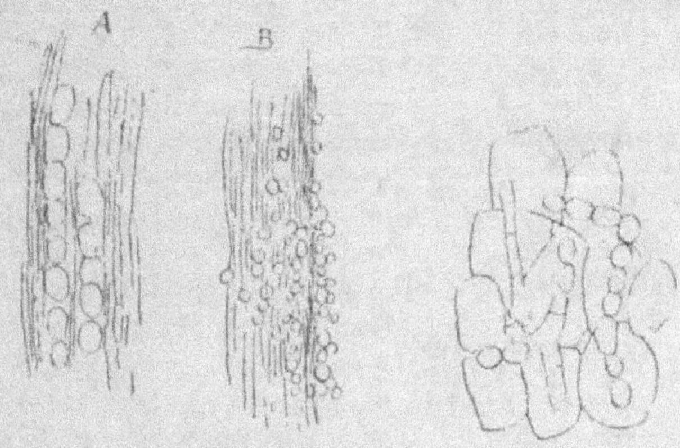

Fig. 41. — Trichophytie circinée. Trichophyton à grosses spores
et filaments mycéliens sur des lamelles épidermiques.

A. Portion de poil contenant deux rangées de grosses spores. B. Portion de
poil renfermant de nombreuses petites spores, dont un certain nombre débordent le poil (teigne rebelle). Gr. 500 D. — À droite, épiderme avec trichophyton
à grosses spores.

inoculation à l'homme la trichophytie de la barbe. Les
grosses spores sont contenues dans un mycélium
visible ; elles sont ordonnées en files régulières dans
autant de rameaux mycéliens ; enfin ces rameaux sont
tous inclus dans le cheveu sans lui former de gaine. Les
deux parasites peuvent coexister chez le même malade.

Le pronostic de l'affection est lié très intimement
à la nature du trichophyton. Dans 19 sur 20 des cas de
teignes cliniquement rebelles, étudiées par Sabouraud,
il existait le trichophyton à petites spores.

Le *favus* caractérisé au niveau du cuir chevelu par la formation de disques lenticulaires traversés en leur centre par un poil (godets) se développant à travers l'épiderme et situés dans une dépression arrondie de la peau, est dû à la prolifération dans le cuir chevelu, le bulbe pileux et les gaines radiculaires du cheveu, d'un champignon très voisin du précédent, de l'*Achorion schœnleinii*.

En détachant le godet, on obtient une masse d'un blanc jaunâtre, friable, qui, dissociée dans l'eau légèrement acidulée par l'acide acétique, présente à considérer : 1° un mycélium formé de filaments de 3 à 5 μ d'épaisseur, cloisonnés, ramifiés généralement à angle droit ; 2° des spores de forme ovale, ayant de 4 à 6 μ de diamètre, constituées par une substance homogène très réfringente. Entre ces éléments se voient de nombreuses granulations et des bactéries variées. L'eau iodoiodurée donne une bonne préparation du champignon qui se colore en jaune brun.

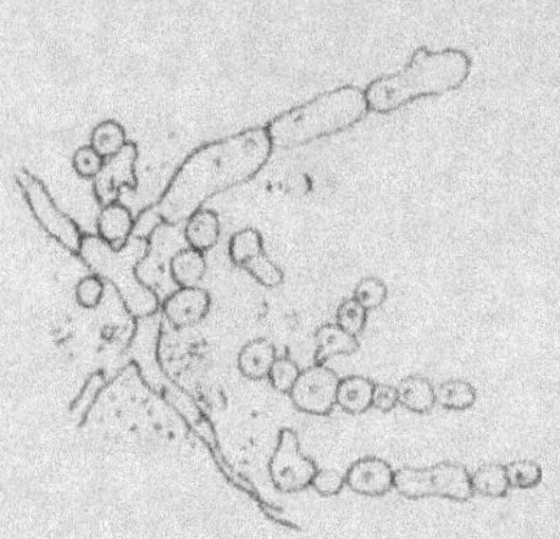

Fig. 42. — *Achorion schœnleinii*.

Filaments et spores obtenus par dissociation d'une croûte de favus. Gr. 500 D.

Les poils envahis par l'achorion sont d'un blanc terne et s'arrachent facilement. Les gaines viennent ordinairement avec le poil ; on trouve dans ces dernières un mycélium très abondant dont les filaments sont dirigés dans tous les sens, et des spores en quantité considérable, surtout entre la gaine interne de la racine et le poil. Le poil lui-même est creusé dans sa substance corticale, de canaux parallèles à son axe, qui lui donnent un aspect blanchâtre. Ces canaux, où l'air circule librement, sont remplis de filaments mycéliens

et de spores ovales ou aplaties par pression réciproque.
Ces éléments deviennent facilement visibles lorsqu'à
l'eau de la préparation on ajoute de la potasse qui
chasse peu à peu l'air de ces canaux.

Certains auteurs prétendent distinguer plusieurs
variétés de favus; mais les recherches faites dans ce
sens sont moins avancées encore que pour la trichophytie.

La *pelade*, quelle qu'en soit la variété clinique (pelade
en plaques, pelade diffuse), dégagée de toute complication, est liée à l'évolution dans les follicules pileux d'un

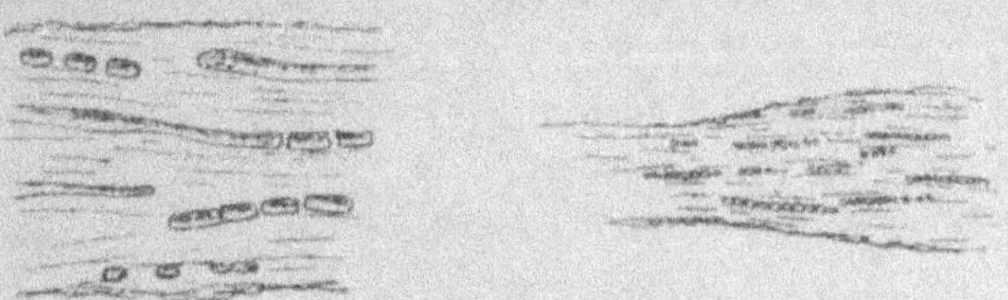

Fig. 43. — *Achorion* dans un poil. Gr. 300 D. *Tricophyton* à
petites spores dans un poil. Gr. 150 D.

microcoque dont le rôle pathogène a été nettement
défini par Vaillard et Vincent.

L'examen microscopique d'un cheveu pris sur le
bord de la plaque peut très souvent éclairer le diagnostic. On doit examiner surtout à cet effet les cheveux qui ont entraîné avec eux des parcelles de la
gaine folliculaire. Vus à un faible grossissement dans
la glycérine et sans coloration préalable, ces poils
montrent un bulbe grêle, atrophié, parfois effilé en
aiguille, d'autres fois, de dimensions normales, mais
irrégulier, déformé; le poil lui-même peut offrir des
irrégularités dans sa forme. Il est presque toujours
pâle (Vaillard et Vincent).

La constatation du parasite nécessite la coloration du
cheveu, soit par une solution alcaline de bleu de mé-

thyle, soit par le violet de gentiane suivant le procédé de Gram. On voit alors à la surface du poil, jamais dans son épaisseur, des microcoques petits et réguliers, tantôt isolés, tantôt géminés ou groupés sans ordre. Ils abondent surtout dans les débris folliculaires que le poil a entraînés, et là, ils forment le plus souvent de véritables amas composés d'un nombre infini de grains vivement colorés. On les retrouve jusqu'au pôle inférieur du bulbe pileux et sur la portion extrafolliculaire jusqu'à une distance plus ou moins grande du collet.

En cas de non-constatation du microbe par l'examen

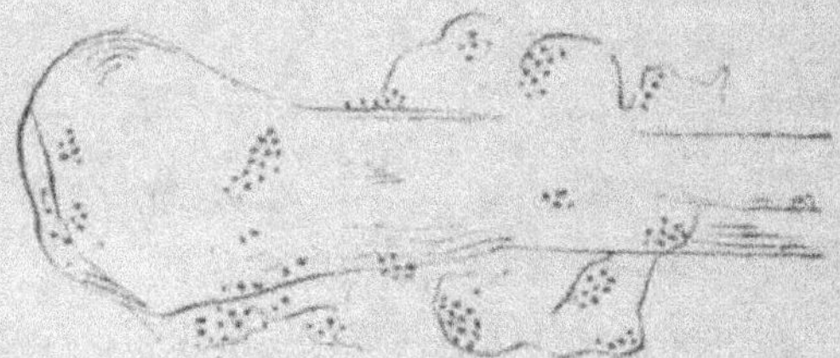

Fig. 44. — Cheveu arraché autour d'une plaque de pelade, après traitement par la méthode de Gram. Gr. 350 D.

microscopique, on ne saurait conclure sans avoir fait des cultures, à son absence certaine.

La pelade se complique parfois d'accidents inflammatoires qui peuvent aller jusqu'à la suppuration des follicules. Alors apparaissent des pustulettes d'où la pression fait sourdre une goutte de pus qui contient des microcoques vulgaires de la suppuration.

L'affection des poils appelée *trichorrexis nodosa*, commune surtout aux poils des organes génitaux externes de la femme, débute par une fissure ou une érosion; la lésion progresse de la périphérie vers le centre. La substance corticale devient fibrillaire, se dissocie et, lorsque la couche moyenne du poil est envahie, on voit apparaître de petites barbes au niveau des nodosités caractéristiques de cette affection. P. Raymond signale l'existence d'un diplocoque qui entame le poil, le coupe et le fait éclater.

ONYCHOMYCOSES

Les caractères cliniques des affections des ongles sont bien plus importants pour le diagnostic, que l'examen microscopique des produits de raclage.

Les onychomycoses trichophytique et favique sont dues au développement, au niveau des ongles, des champignons de l'herpès tonsurans et du favus. Les formes trouvées dans les produits de raclage des ongles sont surtout des spores plus ou moins altérées qu'il est bien difficile de caractériser par le simple examen microscopique.

L'ensemencement de ces produits sur les milieux appropriés pourra, dans quelques cas, donner un résultat.

L'absence absolue de spores dans les produits de raclage permet d'éliminer l'hypothèse d'une affection parasitaire et doit faire songer à un trouble trophique de l'ongle.

CÉRUMEN — OTITES

Les masses jaunâtres et pâteuses de cérumen sont formées de lamelles épidermiques, de gouttelettes de graisse, de granulations, de cristaux de cholestérine et de nombreuses bactéries.

Certains champignons peuvent exceptionnellement s'y développer en grande quantité, tapissant les parois de l'oreille externe et de la membrane du tympan (*aspergillus, penicillium*). Ces productions peuvent, dans certains cas, mélangées au cérumen, obstruer complètement le conduit auditif.

Des parasites animaux s'y rencontrent parfois : Sangalli a vu dans le conduit auditif externe des larves de l'*Œstrus oris*.

Les parois du conduit auditif externe peuvent être le siège de furoncles, dans le pus desquels on trouve le *M. pyogenes aureus*.

Le pus des otites moyennes recueilli soit à la suite de paracentèse, soit directement quand il y a perforation du tympan, doit être examiné attentivement au point de vue des microbes pathogènes qu'il peut renfermer.

On a trouvé dans le pus de ces otites les différents microbes pathogènes de la bouche (pneumocoque, streptocoque, staphylocoques pyogènes). De l'étiologie de l'affection dépend la conduite à tenir pour le traitement.

Quand l'otite moyenne est chronique et que la caisse suppure, on doit rechercher le bacille tuberculeux, soit par la méthode des préparations, soit par des inoculations.

SÉCRÉTION LACRYMALE — CONJONCTIVITES

A l'état normal, la sécrétion versée à la surface de l'œil renferme, avec quelques leucocytes, certaines espèces microbiennes vulgaires, entre autres les staphylocoques du pus.

Sous l'influence des causes occasionnelles diverses, ces bactéries, acquérant une virulence considérable, déterminent des conjonctivites de nature et de gravité variables.

Quelle que soit la nature de la conjonctivite, le liquide conjonctival renferme des cellules épithéliales pavimenteuses, des leucocytes et quelques hématies.

Les bactéries qu'on rencontre dans le pus des conjonctivites sont faciles à mettre en évidence par les méthodes ordinaires.

La conjonctivite qui a son origine dans les voies lacrymales est souvent sous la dépendance du streptocoque. Dans ce cas, la conjonctive très injectée a une coloration violacée. La sécrétion est peu abondante ; les lamelles traitées par la méthode de Gram montrent la présence de nombreux streptocoques. Ces conjonctivites sont assez contagieuses.

Les conjonctivites pseudomembraneuses peuvent être d'origine diphtéritique ; dans ce cas, les pseudo-membranes présentent les caractères spéciaux à la diphtérie. (V. page 162.)

Dans d'autres cas, des microbes pyogènes vulgaires seuls peuvent déterminer la production de fausses membranes. Ces dernières se montrent surtout formées de plusieurs couches de cellules épithéliales aplaties provenant d'une inflammation chronique avec desquamation en masse des couches superficielles.

Il importe de faire rapidement le diagnostic de la conjonctivite blennorragique tant chez le nouveau-né que chez l'adulte. Les lamelles séchées et colorées à la fuchsine montrent la présence dans le pus des conjonctivites blennorragiques, du microbe de Neisser remarquable par sa disposition en diplocoques à l'intérieur des leucocytes ; il se décolore complètement par la méthode de Gram.

Les conjonctivites purulentes du nouveau-né ne sont pas toujours sous la dépendance du gonocoque : un certain nombre d'entre elles doivent être rapportées à une infection de la muqueuse oculaire par les staphylocoques et le streptocoque pyogènes.

Les hypopions sont dus au développement dans la

chambre antérieure de l'œil, de microbes pyogènes. On rencontre surtout dans le pus des hypopions les staphylocoques blanc et doré ; le streptocoque y est plus rare. On a signalé dans le liquide purulent de l'hypopion et dans le liquide de l'hyphéma la présence de grandes cellules de 20 à 25 µ de diamètre, renfermant dans leur intérieur des leucocytes et des hématies.

Les dacryocystites suppurées renferment une flore microbienne variée. Le streptocoque pyogène y est assez fréquent. On a souvent signalé dans le sac lacrymal la présence d'amas peu consistants, d'un blanc jaunâtre, formés de bactéries filamenteuses (cladothrix, leptothrix) dont le rôle pathogène est assez obscur. Il est probable que c'est au développement de ces bactéries qu'on doit attribuer la production de concrétions trouvées parfois dans le contenu des sacs lacrymaux enflammés.

EXAMEN DU TISSU MUSCULAIRE

L'examen de fragments de muscles permet d'y déceler la présence de parasites et de reconnaître la nature exacte de certaines altérations de la fibre musculaire.

Les portions du tissu musculaire destinées à l'examen peuvent être facilement enlevées en faisant une incision de la peau préalablement anesthésiée à l'aide d'une injection de cocaïne et en excisant avec des ciseaux courbes de petits fragments dont le grand axe soit parallèle à la direction des fibres musculaires.

Lorsqu'on n'a besoin que de quelques fibres musculaires, il est préférable d'employer un emporte-pièce histologique. Blocq a fait construire à cet effet un emporte-pièce composé d'un cylindre creux, dont l'extrémité est armée d'une pointe comme un trocart. Il porte à sa partie inférieure une fenêtre rectangulaire

qui se ferme par deux valves tranchantes en biseaux
à l'aide d'un mouvement imprimé à l'extrémité supérieure renflée. On introduit dans le muscle l'instrument
la fenêtre ouverte, mais contenant un mandrin occupant la cavité de l'emporte-pièce. Lorsqu'on retire ce
mandrin, des fibres musculaires s'introduisent dans
cette cavité ; on les sectionne alors à l'aide des valves
tranchantes ; elles restent dans la cavité de l'instrument
qu'on retire.

Quand il s'agit de rechercher des parasites assez
volumineux, l'excision de petits fragments est préférable : on étale sur le porte-objet la partie excisée, on
ajoute un peu d'eau ou d'acide acétique dilué et on
recouvre d'une lamelle qu'on presse légèrement sur
l'objet, de façon à en diminuer l'épaisseur. On examine
à un faible grossissement. On peut ainsi reconnaître la
présence de cysticerques et de trichines. La préparation peut être conservée dans la glycérine.

Dans le tissu intermusculaire de l'homme, on voit
parfois se développer la forme larvée du *Tænia solium*,
le *Cysticercus cellulosæ*. Les embryons du ténia,
après une migration au travers des tissus, s'arrêtent
et subissent des métamorphoses qui ont pour résultat
la formation d'une vésicule remplie d'un liquide séreux
de la dimension d'un gros pois, dans laquelle se trouvent invaginés la tête et le corps du parasite. En pressant avec précaution sur la lamelle, on peut faire sortir
ces diverses parties à travers un petit orifice. La tête,
quadrangulaire, est pourvue d'une double couronne
de crochets au nombre de 26 à 32, longs de 100 à 170,
et de 4 ventouses. On trouve, en outre, dans le corps
de l'embryon de nombreuses granulations calcaires.

Quand le cysticerque meurt, la vésicule diminue de
volume et s'infiltre de sels calcaires ; les crochets
résistent très longtemps à la décomposition.

L'homme s'infecte de ce cysticerque en absorbant des œufs de *Tænia solium*.

Pour reconnaître la *trichinose*, il faut dissocier un fragment de muscle pris de préférence au voisinage des extrémités tendineuses, dans l'eau légèrement alcalinisée. Un grossissement de 60 à 100 est suffisant pour cet examen.

Les embryons provenant des trichines adultes contenues dans l'intestin pénètrent dans les fibres musculaires, où ils déterminent un épaississement du sarco-

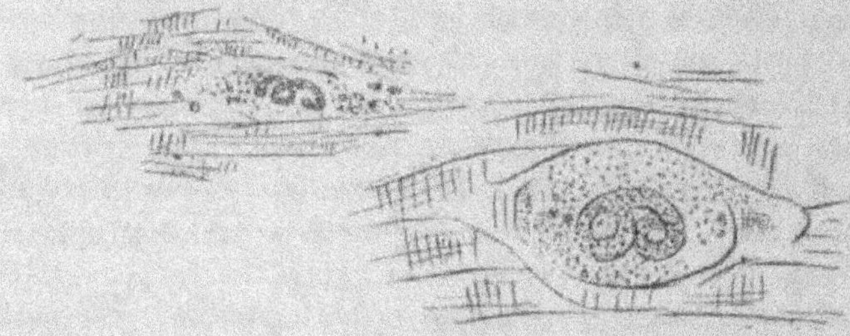

Fig. 45. — Trichinose des muscles de l'homme. Fragment enlevé à l'emporte-pièce comprimé entre 2 lamelles. Gr. 100 D. Le même après dissociation et traitement par HCl dilué. Gr. 250 D.

lemme avec multiplication des noyaux. Au bout d'une quinzaine de jours après le début de l'infection du muscle, on trouve de petits kystes dont les parois proviennent du sarcolemme épaissi et dont le contenu est formé par le parasite.

Le kyste est de forme ordinairement ovoïde; son grand axe, qui mesure environ 1/3 de millimètre de long, est parallèle à l'axe des fibres; à chaque pôle se voit une sorte de petit tubercule. Un kyste peut ne renfermer qu'une seule larve contournée sur elle-même; mais souvent aussi il en contient plusieurs.

La trichine musculaire est toujours à l'état de développement incomplet. C'est un ver cylindrique, long de 0^mm,7 à 1 millimètre sur 0^mm,08 de large, enroulé sur lui-même ; les tours de spire sont séparés par une masse finement granuleuse. L'extrémité postérieure est obtuse, tandis que l'extrémité antérieure s'amincit graduellement en pointe. Le tube intestinal est rectiligne : l'anus occupe la partie postérieure ; la bouche, petite, est dépourvue de crochets ; les organes génitaux sont rudimentaires.

Les trichines musculaires vivent de longues années. Au bout de quelque temps, il se fait dans les parois de la capsule un dépôt de sels calcaires débutant aux pôles. Ce dépôt donne à la capsule une teinte d'un blanc nacré à la lumière réfléchie et un aspect trouble et brunâtre à la lumière transmise. Quand les trichines meurent, le contenu de la capsule se calcifie.

Il ne faut pas prendre pour des kystes trichineux en voie de calcification des concrétions actinomycosiques, d'une consistance très ferme due à la présence de sels calcaires.

Lorsqu'il s'agit de reconnaître les lésions des fibres musculaires, on dissocie sur une lame la parcelle extraite à l'emporte-pièce ; on colore au picrocarmin et on examine avec un grossissement de 100 à 150 D.

Il est bon, avant de colorer au carmin, de traiter la préparation par l'acide osmique à 1 0/0, pour mettre en évidence la graisse, s'il y en a.

Dans la myopathie primitive progressive, le protoplasma non différencié diminue de volume et sa disparition progressive entraîne l'atrophie de la substance contractile.

A la période d'état de la pseudohypertrophie musculaire, les muscles augmentés de volume montrent entre les fibres amincies de nombreuses cellules adipeuses.

Dans la maladie de Thomsen, le protoplasma non différencié s'hypertrophie, détruit la substance contractile et finit par se désagréger lui-même.

La myosite tuberculeuse est caractérisée par la disparition progressive de la substance striée et l'apparition d'une quantité considérable de petits nodules tuberculeux d'une structure très simple présentant quelques bacilles de Koch. L'inoculation d'une parcelle du tissu musculaire enlevé à l'emporte-pièce détermine d'ailleurs généralement une tuberculose expérimentale chez le cobaye.

On arrivera ainsi facilement à différencier la myosite tuberculeuse de la myosite sarcomateuse ou épithéliomateuse. Dans le cas de tumeur maligne ayant envahi les muscles, tantôt les éléments musculaires striés disparaissent par atrophie simple et restent passifs devant l'invasion néoplasique, tantôt au contraire ces éléments réagissent et on observe une prolifération des noyaux inclus dans les fibres contractiles. Dans certaines fibres musculaires, on voit que des cellules épithéliales pénètrent dans le sarcolemme et s'y entassent après avoir fait disparaître la fibre musculaire dont elles prennent la forme.

SEPTIÈME PARTIE

URINE. — SPERME. — LAIT

SÉDIMENTS URINAIRES

L'examen microscopique des urines pathologiques doit se faire autant que possible aussitôt après leur émission ; l'urine est en effet un excellent milieu de culture pour beaucoup de microorganismes : abandonnée à l'air, elle devient le siège de fermentations variées qui peuvent modifier considérablement les éléments qu'elle renferme et par conséquent fausser les résultats d'un examen microscopique.

On laisse reposer pendant un certain temps l'urine dans un verre à pied conique, afin de permettre aux éléments en suspension dans le liquide de se tasser : on recueille une petite quantité du dépôt à l'aide d'une pipette et on la porte sur une lame qu'on recouvre d'une lamelle. Quand l'urine ne contient qu'un petit nombre d'éléments (cellules, parasites), il est bon de commencer par étudier la préparation avec un faible grossissement (50 à 100 diamètres), à cause de la facilité plus grande de la mise au point.

Les sédiments urinaires peuvent renfermer : 1º des éléments cellulaires normaux provenant des voies urinaires ; 2º des cristaux ; 3º des éléments anomaux (sang, pus, cylindres, parasites). Nous les étudierons successivement.

ÉLÉMENTS CELLULAIRES NORMAUX

Avant d'entreprendre l'examen d'une urine pathologique, il est de toute nécessité de connaître les éléments cellulaires qui se rencontrent en petite quantité dans l'urine normale.

Les cellules peuvent provenir du revêtement épithélial des diverses parties urinaires : rein, bassinet, uretère, vessie, urètre. En voici les caractères rapidement résumés.

Les cellules de la branche ascendante de l'anse de Henle et des canaux contournés sont polyédriques ; leur diamètre varie de 10 à 25 μ ; leur protoplasma est granuleux et elles contiennent un noyau ovalaire, nucléolé. Les cellules de l'anse descendante de Henle, semblables comme forme aux précédentes, ont un contenu clair. Dans les tubes de Bellini, les cellules deviennent cylindriques.

Le revêtement épithélial des bassinets, des uretères et de la vessie est formé de plusieurs couches cellulaires, dont la plus profonde comprend des cellules arrondies ou ovalaires possédant un ou plusieurs prolongements en rapport avec le chorion ; la couche intermédiaire est constituée par des cellules globuleuses ou munies de fins prolongements souvent aplatis par la pression de cellules voisines ; enfin, la couche superficielle est formée de cellules volumineuses, irrégulières, atteignant jusqu'à 120 μ, présentant à leur face inférieure des dépressions et des reliefs destinés à

s'engrener avec des irrégularités correspondantes des
éléments sous-jacents. Les cellules des couches profondes ont un noyau vésiculeux ovale, nucléolé, et un
protoplasma très granuleux ; les cellules superficielles,
au contraire, ont un contenu protoplasmique presque
clair, très peu granuleux, sont en général plurinucléées
et contiennent dans leur intérieur des globules sphériques de 1 à 5 μ de diamètre, solubles dans le bichro-

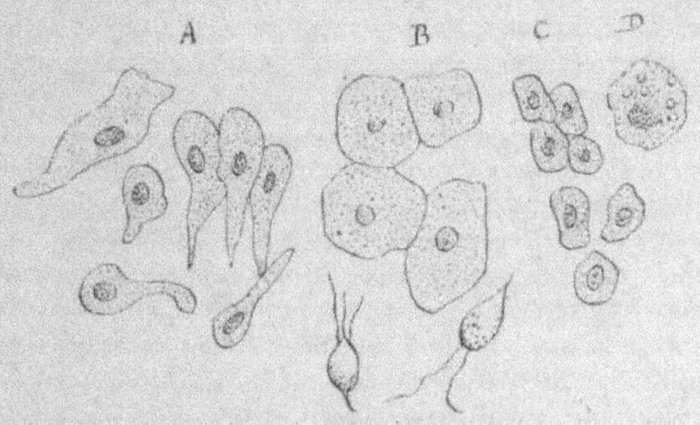

Fig. 46.

A. Épithélium du col vésical. B. Cellule de l'épithélium vaginal et trichomonas vaginalis. C. Épithélium rénal. D. Cellule épithéliale du rein en voie
de dégénérescence graisseuse. Gr. 500.

mate de potasse et rendus transparents par l'acide
acétique.

L'épithélium des parties postérieure et moyenne de
l'urètre de l'homme est formé de cellules cylindriques
allongées, granuleuses, munies d'un noyau ovoïde.

L'épithélium du méat chez l'homme et la femme est
formé, ainsi que l'épithélium vulvovaginal, de grandes
cellules irrégulières, plates, de 20 à 40 μ de diamètre
contenant un protoplasma clair avec un noyau relativement petit.

Ces divers éléments provenant de la desquamation du revêtement épithélial des voies urinaires peuvent subir des modifications considérables par suite d'un séjour prolongé dans l'urine ou sous l'influence de processus pathologiques.

Les cellules de l'épithélium rénal, par suite d'un gonflement notable, peuvent, de polyédriques, devenir sphériques : elles se chargent dans certains cas de granulations hématiques, de blocs hyalins, etc., au point que leur noyau ne peut plus être décelé que par l'acide acétique. Souvent aussi, elles sont envahies par la dégénérescence graisseuse.

Quand ces éléments se présentent dans l'urine agglomérés et groupés en amas, reproduisant la forme cylindrique des canaux où ils se sont formés, on désigne ces amas sous le nom de cylindres épithéliaux.

Les éléments superficiels de la muqueuse vésicale peuvent être aussi notablement modifiés. Leurs dépressions s'effacent quand le protoplasma se gonfle par imbibition ; les cellules deviennent alors sphériques. Parfois, on y trouve des gouttelettes d'une substance pâle, hyaline. Le volume de ces cellules permet cependant de les différencier sûrement des cellules de l'épithélium rénal ; en outre, par leurs noyaux volumineux et nucléolés, elles se distinguent des cellules pavimenteuses de la vulve et du prépuce dont les noyaux sont petits et le nucléole difficilement visible.

Outre ces diverses sortes de cellules épithéliales, les urines peuvent, en l'absence de tout phénomène inflammatoire de voies urinaires, contenir de temps à autre quelques leucocytes et quelques hématies.

Enfin, l'urine émise immédiatement après le coït renferme généralement une quantité assez considérable de spermatozoïdes.

CRISTAUX

En faisant évaporer lentement une goutte d'urine sur une lamelle couvre-objet, on peut observer la formation de dépôts cristallins variables avec la composition de l'urine. Certains de ces cristaux peuvent prendre naissance à la suite du simple refroidissement ; il est nécessaire de savoir distinguer les principaux cristaux d'après leurs formes et leurs réactions microchimiques.

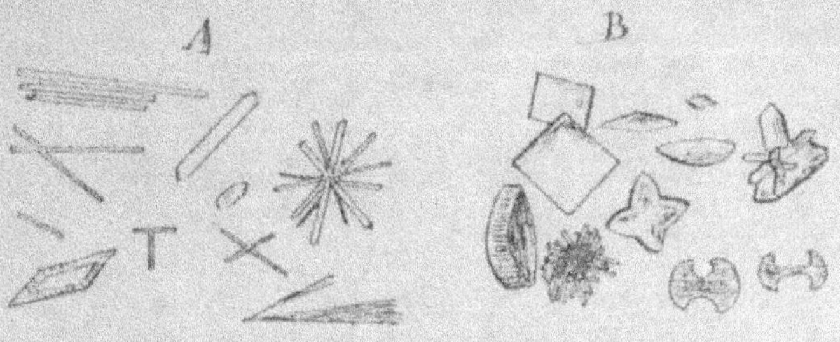

Fig. 47.

A. Cristaux d'acide hippurique. B. Cristaux d'acide urique. Gr. 300 D.

Parmi les substances qui peuvent donner lieu à la production de cristaux, les unes se précipitent de préférence dans l'urine acide : ce sont les urates de soude et de potasse, l'acide urique, l'oxalate de chaux, la cystine, la tyrosine ; les autres, telles que les phosphates de chaux, le phosphate ammoniaco-magnésien, l'urate ammonique et le carbonate de chaux se précipitent dans l'urine alcaline.

Acide urique. — Les cristaux d'acide urique sont de formes et de dimensions variables ; souvent ils se présentent sous forme de lamelles rhomboïdales arrondies au niveau des angles obtus et réunies en amas ; parfois aussi, ces cristaux forment des tablettes hexagonales, des prismes courts et allongés, des pyramides accolées deux à deux par leurs pointes. Ils sont extrêmement fragiles ; ils possèdent une teinte rougeâtre ou orangée due au pigment urinaire, ou une coloration bleuâtre due à des dérivés de l'indican. La potasse les dissout et l'acide chlorhydrique les précipite dans la solution potassique sous forme de cristaux rhombiques [1].

Les *urates de soude et de potasse* qui, comme l'acide urique, se déposent dans les urines acides, se trouvent ordinairement sous forme de petites granulations

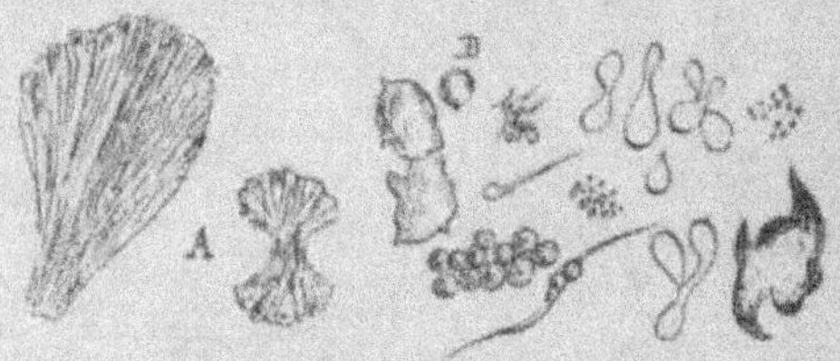

Fig. 48.

A. Urate de soude. B. Urate d'ammoniaque. Gr. 500 D.

groupées en amas irréguliers. Rarement les urates se précipitent sous forme de cristaux prismatiques accolés en étoiles. (V. fig. 48.) Un excès d'eau ajouté à la préparation les dissout, laissant intacts les cristaux d'acide urique. Ils se dissolvent encore sans addition d'eau dans l'urine chauffée à 50°.

L'*urate ammonique* qui se précipite de préférence dans les urines alcalines se présente sous la forme de petites granulations ou de petites boules grisâtres d'où

1. Si on ajoute à l'acide urique un peu d'acide nitrique dilué et si l'on évapore lentement, on obtient un résidu rougeâtre qui, avec un peu d'ammoniaque étendue donne une coloration rouge pourpre caractéristique (réaction de la murexide). Cette coloration vire au bleu par l'addition d'une goutte de potasse.

partent des prolongements pointus. Il présente les réactions générales des urates.

D'une façon générale on peut dire que les sédiments d'acide urique et d'urates tendent à se produire chaque fois qu'il y a diminution de la quantité d'urine émise ou augmentation des principes de l'urine (fièvre, travail musculaire, repas copieux, etc...)

L'acide hippurique, assez rare dans l'urine humaine, s'observe surtout chez les personnes qui ont mangé beaucoup de fruits ou ingéré des acides benzoïque, cinnamique, salicylique. Les hippurates de l'urine sont très solubles; on constate facilement leur présence en déplaçant l'acide hippurique; l'urine traitée par l'acide chlorhydrique et abandonnée au repos pendant quelques heures présente un précipité de cristaux prismatiques à quatre faces, incolores, terminées par des sommets dièdres ou tétraèdres. Parfois, les cristaux d'acide hippurique se présentent sous forme d'aiguilles qui se distinguent d'ailleurs facilement des cristaux uriques parce qu'ils ne donnent pas la réaction de la murexide; de plus, ils ne disparaissent pas sous l'action de l'acide chlorhydrique, ce qui permet de les différencier de certains cristaux phosphatiques. (Voir fig. 47.)

Les cristaux *d'oxalate de calcium*, assez fréquents dans les urines, ont la forme de petits octaèdres ordinairement incolores, brillants, assez réguliers, souvent comparés à des enveloppes de lettre; les acides minéraux les dissolvent; ils sont insolubles dans l'eau et peu modifiés par l'acide acétique, ce qui les distingue de certaines formes analogues du phosphate ammoniacomagnésien et du carbonate de chaux. Parfois les cristaux d'oxalate de calcium se présentent sous formes de masses ovales isolées ou accolées par deux en forme de 8; ils peuvent présenter une coloration jaunâtre dans les cas d'ictère. (Voir fig. 49.)

Ces cristaux se retrouvent en quantité notable dans l'urine, après l'ingestion d'oseille, de rhubarbe, d'oranges, de boissons gazeuses, dans les urines fébriles, etc. Ils peuvent former les noyaux de calculs urinaires.

La quantité d'oxalate contenue dans le sédiment d'une urine varie avec la réaction de cette urine ; ce sel est en effet soluble dans le phosphate acide de soude. Si donc, dans un cas d'oxalurie, l'urine est très acide, le sédiment

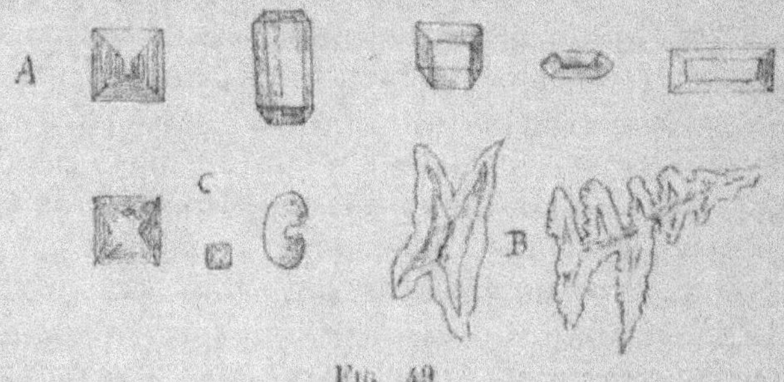

FIG. 49.

A. Cristaux de phosphate ammoniaco-magnésien. B. Cristaux formes rares. C. Cristaux d'oxalate de chaux. Gr. 500.

pourra ne renfermer que de rares cristaux d'oxalate de calcium.

Les seuls phosphates dont les cristaux se trouvent dans les sédiments urinaires sont les phosphates terreux.

Le *phosphate neutre de chaux*, assez rare dans les sédiments, affecte la forme de cristaux aciculaires et cunéiformes ; ces cristaux sont soit isolés, soit agglomérés, rayonnant autour d'un centre commun. Ils existent surtout dans la pellicule irisée qui s'étend au-dessus d'une urine neutre ou alcaline. (Voir fig. 50.) Ils sont très solubles dans l'acide acétique, ce qui les distingue des cristaux d'acide urique.

Les cristaux de *phosphate de magnésie*, plus rares encore que les précédents, se distinguent par ce fait qu'une goutte d'une solution de carbonate d'ammoniaque les rend opaques, rugueux et altère leurs angles, tandis que dans ces conditions les cristaux de phosphate neutre de chaux et de phosphate ammoniaco-magnésien ne présentent pas de modifications.

Parfois, ces deux sels se déposent à l'état de petites masses amorphes, arrondies, très transparentes, assez semblables à celles qui constituent les dépôts d'urates ; mais ces dernières se déposent dans l'urine acide et disparaissent par la chaleur.

Dans les urines alcalines, l'ammoniaque libre, en se fixant sur le phosphate de magnésie, donne un précipité de *phosphate ammoniaco-magnésien* ou phosphate triple, dont les cristaux ont une forme qui a été souvent comparée à celle d'un couvercle de cercueil. (Voir fig. 49.) Mais on observe aussi parfois le phosphate triple sous forme de cristaux semblables à des feuilles de fougères. Ces cristaux se dissolvent facilement dans l'acide acétique.

Les cristaux phosphatiques, persistant pendant longtemps en l'absence de toute fermentation ammoniacale de l'urine dans la vessie et de toute absorption d'alcalis caustiques et d'acides végétaux, peuvent faire songer à la formation de calculs phosphatiques.

Quelques granulations de *carbonate de chaux* se trouvent assez rarement d'ailleurs dans l'urine alcaline, au milieu des phosphates terreux : ce sont des petites sphères blanches qui s'agglomèrent en géodes. En ajoutant une trace d'acide chlorhydrique, le sédiment de carbonate se dissout avec effervescence.

Dans quelques cas on peut trouver dans l'urine des cristaux de *sulfate de chaux* sous forme de prismes très minces dont les extrémités sont coupées obliquement. L'acide nitrique les dissout en partie ; les acides acétique et sulfurique sont sans action sur eux.

La *leucine* et la *tyrosine* qu'on trouve en général associées dans l'urine ont été surtout rencontrées en abondance dans les affections hépatiques graves. La tyrosine cristallise spontanément en fines aiguilles réunies en houppes ou en gerbes agglomérées, colorées souvent en brun jaunâtre par la présence de pigment inclus dans leur intérieur au moment de leur cristallisation. Pour constater la présence de la leucine, il est presque toujours nécessaire de concentrer l'urine au bain-marie : cette substance se présente sous forme de plaques de grandeurs variables, d'une teinte grisâtre,

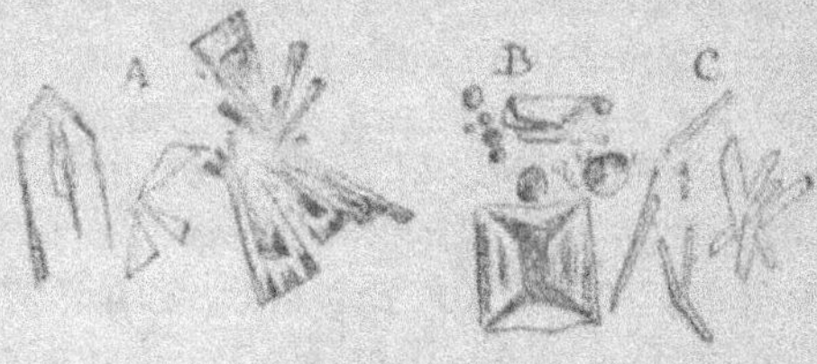

FIG. 50.

A. Phosphate de chaux neutre. B. Carbonate de chaux. C. Sulfate de chaux
Gr. 400.

où se voient parfois des lignes concentriques. La leucine est insoluble dans l'éther, ce qui la distingue des corps gras ; elle est dissoute par la potasse.

Les cristaux de *cystine* apparaissent dans l'urine lorsqu'il existe des calculs de cystine et parfois aussi sans cause appréciable : c'est ainsi qu'on a observé la cystinurie chez tous les membres d'une même famille. Ces cristaux sont formés de lamelles hexagonales incolores, transparentes, souvent entassées les unes sur les autres, et présentant quelque ressemblance avec certaines formes cristallines de l'acide urique, dont on les distingue d'ailleurs facilement : la cystine en effet ne donne pas la réaction de la murexide. (Voir page 230.)

La *xanthine* a été plusieurs fois rencontrée dans

l'urine; les cristaux de xanthine ont la forme d'une pierre à aiguiser, ce qui les fait ressembler vaguement aux cristaux de Charcot. (Voir page 132.) L'acide urique présente aussi des formes analogues, mais la xanthine se dissout complétement sous l'action de la chaleur, ce qui n'est pas le cas pour l'acide urique.

Les cristaux de *cholestérine* ont été signalés dans la chylurie, dans quelques cas de dégénérescence graisseuse

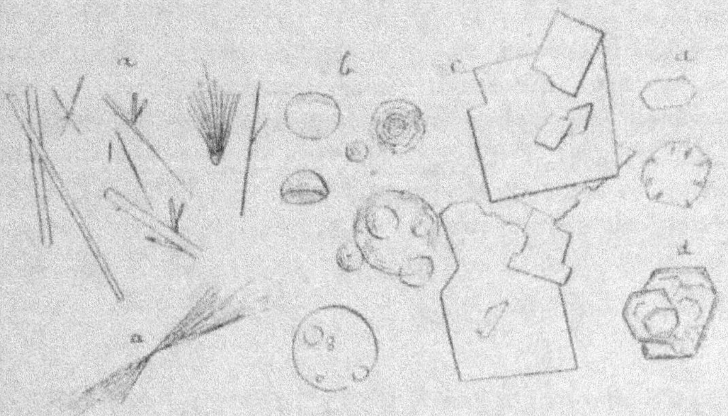

Fig. 51.

a, cristaux de tyrosine ; b, cristaux de leucine ; c, cristaux de cholesthérine ; d, cristaux de cystine. Gr. 400.

du rein, dans l'urine des diabétiques, de femmes enceintes. Cette substance cristallise en tables rhombiques très minces, transparentes, dont les angles présentent souvent une cassure. Les cristaux de cholestérine se colorent en bleu foncé lorsqu'on additionne la préparation d'une parcelle d'iode et d'une goutte d'acide sulfurique.

Lorsque des masses graisseuses séjournent pendant quelque temps dans les voies urinaires (lipurie, chylurie, dégénérescences graisseuses), les urines peuvent renfermer des cristaux d'acides gras, qui, en général, se présentent sous forme d'aiguilles délicates, extrêmement fines, très longues. Ces cristaux sont solubles dans l'éther.

Dans les cas d'hémorragies des voies urinaires, l'urine peut renfermer des cristaux d'*hématoïdine*. (Voir page 58.) Ces cristaux ont été trouvés dans des affections de nature et de gravité bien différentes (congestion rénale, néphrite aiguë, fièvre typhoïde, rein amyloïde, etc...). Leur constatation n'offre donc aucune importance au point de vue du pronostic.

Enfin, lorsqu'une urine contenant beaucoup d'indican devient ammoniacale, l'indican peut se transformer en *bleu d'indigo*, dont les cristaux affectant la forme de rhombes ou d'aiguilles se retrouvent en général dans la pellicule bleuâtre qui se forme à la surface de l'urine.

ÉLÉMENTS ANOMAUX

Parmi les éléments étudiés précédemment, aucun ne peut être considéré comme réellement pathognomonique d'une affection déterminée. Il n'en est pas de même lorsqu'on rencontre dans l'urine du sang, du pus ou des cylindres. L'examen microscopique permet souvent dans ces cas d'arriver au diagnostic d'une affection des voies urinaires.

Sang, hématurie, hémoglobinurie. — L'émission d'urines contenant une quantité notable de globules rouges constitue l'hématurie. La recherche des éléments du sang n'est possible que dans une urine fraîche, car, dans une urine hématurique altérée, les globules rouges peuvent avoir perdu leur hémoglobine, et leur protoplasma peut s'être désagrégé.

Les globules rouges sont rarement intacts dans l'urine; à côté de globules ayant conservé leur forme

biconcave et leur coloration normale, on en trouve
d'autres devenus sphériques, à peu près décolorés,
mais reconnaissables cependant à leur contour régulier
et lisse, à l'absence de noyau et à la transparence de
leur contenu.

Il importe de savoir reconnaître le siège de l'hémorragie. Quand le sang vient de l'urètre, les globules
rouges sont en général peu déformés et peu décolorés.
En outre, si le siège de l'hémorragie est l'urètre antérieur, le sang s'écoulera d'une façon continue. Le sang
venant de l'urètre postérieur s'écoule d'une façon
intermittente et l'urine reste claire. Quand la vessie est
le siège de l'hémorragie, le sang est intimement mélangé à l'urine ; de plus, il y a beaucoup de sang dans
les dernières gouttes émises. Enfin, si dans ce cas on
pratique le lavage de la vessie, l'eau s'écoule toujours
teintée de sang frais, alors que dans l'hématurie, qui est
sous la dépendance d'une lésion urétérale ou rénale, le
liquide ne redevient sanglant qu'au bout de quelques
minutes. Quelques gouttes de sang apparaissant à la fin
de la miction dénotent en général une hémorragie
siégeant au col de la vessie.

La forme des caillots qui peuvent se trouver dans
l'urine sera d'un précieux secours pour déterminer
l'origine de l'hémorragie. De grands caillots cylindriques ne peuvent se former que dans les urètères. Si
les caillots sont courts et larges, ils proviennent de la
vessie. La présence de petits moules hyalins ou contenant des globules rouges indique une hémorragie
rénale. Dans ce dernier cas, les globules rouges sont
toujours assez fortement décolorés par suite de leur
séjour dans le rein.

La connaissance de l'origine de l'hémorragie ne
préjuge en rien de la lésion qui lui a donné naissance ;
une congestion rénale, une stase veineuse, une intoxica-

tion, peuvent donner lieu à des hémorragies intraglo-
mérulaires. De même, une tumeur vésicale, un calcul,
peuvent donner lieu à des hématuries ayant les mêmes
caractères. Cependant la cause de l'hématurie peut dans
certains cas être mise en évidence par la découverte
dans l'urine d'éléments spéciaux : bacilles tuberculeux,
cellules cancéreuses, embryons de filaire, œufs de
distome, etc…

L'hémoglobinurie est caractérisée par la présence dans
l'urine de la matière colorante du sang, l'hémoglobine,
avec absence totale de globules rouges. Elle peut
survenir comme épiphénomène à la suite d'une intoxication ou d'une infection et parfois aussi tout d'un coup
sous forme d'accès, avec tendance à la répétition, sous
l'influence d'un refroidissement chez un sujet indemne
de toute affection morbide.

Selon la gravité de l'hémoglobinurie, l'urine présente
des modifications variables. Dans les cas légers, on ne
trouve pas en général d'éléments figurés; mais dans les
cas graves on trouve au fond du verre à pied un dépôt
nuageux rouge brun qui, au microscope, se montre
formé de débris de globules rouges, de gouttelettes
jaunâtres et de granulations; on peut y rencontrer
aussi des cristaux d'hématoïdine.

Plusieurs procédés simples ont été indiqués pour
rechercher la matière colorante du sang dans l'urine.
On peut tout d'abord utiliser le procédé de Struve pour
la production des cristaux d'hémine : on ajoute successivement à quelques centimètres cubes d'urine un peu
de lessive de potasse, puis une solution de tanin et de
l'acide acétique jusqu'à réaction acide; le précipité qui
se forme est recueilli sur un filtre et porté sur une lame
où on le traite par le chlorure de sodium et l'acide
acétique pour y déterminer la production de cristaux
d'hémine. La méthode de Heller consiste à chauffer

dans un tube à essai quelques centimètres cubes d'urine additionnés d'un demi-volume d'une solution de potasse au tiers : les phosphates terreux de l'urine se précipitent en entraînant la matière colorante du sang sous forme d'un dépôt rouge brunâtre qui peut d'ailleurs servir pour mettre en évidence les cristaux d'hémine.

Si l'on excepte certains cas d'hémoglobinurie qui sont sous la dépendance des parasites habitant les voies urinaires (Baginski dans un cas a trouvé des anguillules dans l'urine; Peiper et Westphal ont rencontré chez un enfant de neuf ans un nématode encore mal déterminé), il semble qu'en général l'hémoglobinurie ne soit qu'un symptôme d'une affection spéciale du sang [1].

Dans l'hématurie et l'hémoglobinurie, ainsi d'ailleurs que dans les diverses affections inflammatoires des voies urinaires, on trouve toujours dans l'urine des leucocytes en nombre variable.

Les caractères des leucocytes en général ont été étudiés précédemment (V. chap. II, page 27), mais dans l'urine ces leucocytes peuvent se présenter sous différents aspects, selon la réaction du milieu. Dans l'urine alcaline, les leucocytes gonflent et prennent l'aspect de globules pâles, hyalins, dont les granulations protoplasmiques sont réunies à la périphérie. Les leucocytes, dans ces conditions, sont souvent contractiles et présentent des mouvements amiboïdes bien appréciables, surtout si le porte-objet a été légèrement chauffé. Dans

---

1. Dans l'hémoglobinurie paroxystique, avant l'accès, le sang présente une augmentation des leucocytes éosinophiles. Vers la fin de l'accès, les hématies sont altérées : l'hémoglobine, perdant son affinité pour les globules rouges et s'affranchissant de toute combinaison avec les éléments figurés, se trouve à l'état libre dans le plasma sanguin, d'où elle passe dans l'urine.

l'urine acide, les noyaux sont en général bien distincts.

Pus. — La quantité de leucocytes contenus dans l'urine lorsqu'il existe une suppuration des voies urinaires, peut être suffisante pour constituer des dépôts mucopurulents très abondants. L'examen de ces dépôts doit être fait aussitôt que possible après l'émission de l'urine, car, sous l'influence de la fermentation ammoniacale, les leucocytes sont rapidement détruits et transformés en une masse visqueuse dans laquelle se retrouvent de nombreux cristaux de phosphate triple.

Lorsqu'on a reconnu l'existence d'une quantité notable de pus dans une urine, deux problèmes se posent : on doit rechercher : 1° l'origine de ce pus ; 2° la nature de l'affection qui lui a donné naissance.

Quand il existe un catarrhe des voies urinaires, on retrouve dans le dépôt examiné des cellules épithéliales plus ou moins modifiées provenant du rein, des uretères et de la vessie ; on peut reconnaître en assez grand nombre des cellules épithéliales caractéristiques au milieu des globules du pus. D'ailleurs, la plupart du temps les signes cliniques indiquent suffisamment quel est l'organe atteint.

Le diagnostic étiologique des affections suppurées des voies urinaires est quelquefois difficile ; sa détermination exacte exige souvent des recherches microscopiques délicates ; on peut dire aujourd'hui que les suppurations des voies urinaires sont sous la dépendance de trois microbes principaux :

Le *B. coli communis* ;

Le *M. gonorrhœæ* ;

Le *B. de la tuberculose.*

On peut les trouver seuls ou associés. Les streptocoques et les staphylocoques pyogènes qu'on rencontre assez souvent avec eux n'ont en général qu'un rôle secondaire [1].

La recherche des bactéries pyogènes dans l'urine se fait en suivant les méthodes générales indiquées précédemment. (V. chap. III.) Mais une difficulté peut se présenter : les premières parties des voies urinaires sont en contact avec l'air ; sur la muqueuse urétrale en particulier, végètent de nombreux saprophytes qui, chez les urinaires, suivent volontiers une marche ascendante, se développent dans la vessie et jusque dans le bassinet et se retrouvent alors dans l'urine avec les microbes pyogènes. Quand l'affection qui s'accompagne d'urines purulentes est aiguë, on a bien des chances pour ne rencontrer dans le pus qu'une seule espèce microbienne, presque toujours le *B. coli communis* ; dans ce cas, le diagnostic étiologique est en général facile. Il en est de même lorsqu'on retrouve dans l'urine le bacille tuberculeux que ses réactions ne permettent de confondre avec aucune autre espèce pathogène. Mais, quand les voies urinaires sont infectées depuis longtemps, on rencontre en général dans l'urine purulente des microorganismes variés (microcoques, sarcines, bacilles, levures), dont la diagnose n'est guère possible qu'au moyen des cultures. Nous reviendrons d'ailleurs sur ce sujet en étudiant les caractères de l'urine dans les différentes affections des voies urinaires.

Cylindres urinaires. — Les exsudats du plasma sanguin, les globules rouges, les leucocytes et les éléments

_____

1. Il n'est question ici que des microbes trouvés dans les urines purulentes ; car, dans les maladies infectieuses en général, le rein élimine souvent des bactéries pathogènes qu'on retrouve dans l'urine : tels sont le pneumocoque dans la pneumonie, le streptocoque dans l'érysipèle et l'infection purulente, le B. typhique dans la fièvre typhoïde, etc...

épithéliaux provenant du rein peuvent se mouler dans les canalicules uriniféres au sein desquels ils se sont agglutinés; quand ces masses se détachent, elles sont expulsées dans l'urine sous forme d'amas cylindriques ou cylindres urinaires.

La recherche des cylindres dans l'urine peut se faire en examinant sans artifice de préparation une goutte du dépôt prélevé au moyen d'une pipette au fond du verre à pied où on a laissé l'urine reposer pendant une heure. Lorsqu'il n'existe pas de sédiments au fond du verre et que cependant l'analyse chimique décèle des traces d'albumine, on laisse reposer l'urine pendant deux ou trois heures, on décante et on verse les derniers centimètres cubes sur un petit filtre de papier très fin et très lisse ; on recueille ensuite le résidu sur une lame porte-objet.

Il peut arriver que les cylindres soient très peu apparents, soit à cause de leur extrême pâleur, soit à cause des granulations d'urates et de phosphates dont ils sont tapissés. On pare à cet inconvénient en faisant passer sous le couvre-objet un peu d'une solution concentrée d'acide picrique qui décompose les urates en précipitant des cristaux d'acide urique et colore les cylindres en jaune.

Quand les cylindres sont plongés dans une épaisse couche de mucus, ainsi qu'il arrive souvent dans les néphrites suppurées, on tourne la difficulté en examinant une parcelle de la masse visqueuse dans une goutte d'une solution de sel marin qui la gonfle et la rend assez transparente pour permettre de voir les éléments qu'elle contient.

En employant le procédé suivant dû à Cornil et Ranvier, on peut obtenir d'excellentes préparations de cylindres susceptibles d'être conservées : à 1 centimètre cube du sédiment urinaire placé dans un tube à essai on ajoute un volume égal d'une solution d'acide osmique au centième. Au bout de vingt-quatre heures, on remplit le tube avec de l'eau distillée et en prenant pour faire les préparations une goutte du dépôt, on trouve des cylindres colorés en brun noirâtre, fixés et coagulés et par conséquent propres à être conservés.

Il est bien difficile de donner actuellement une bonne classification des cylindres. Il existe en effet de très nombreuses formes de transition. Nous décrirons deux types principaux : 1° les cylindres homogènes non cellulaires formés en général par transsudation du plasma sanguin ; 2° les cylindres cellulaires constitués soit par des hématies, soit par des éléments épithéliaux plus ou moins modifiés. Nous indiquerons ensuite quelques formes intermédiaires[1].

Les cylindres homogènes non cellulaires les plus simples sont des *cylindres mous hyalins*, dus à une transsudation à travers l'épithélium rénal, du plasma sanguin qui se coagule dans les tubes urinifères. Ces cylindres sont incolores, transparents, parfois légèrement ponctués par des débris granulo-graisseux. Ils sont rarement droits, mais plus souvent enroulés. Leur diamètre varie de 10 à 50 μ et leur longueur atteint

[1]. Il ne faut pas prendre pour des cylindres urinaires certaines agglomérations de cristaux et de bactéries. Les sels urinaires peuvent, en effet, par suite d'un séjour prolongé dans les canalicules du rein, se déposer sous forme de cristaux très fins et se réunir pour former de petites masses cylindriques ; l'urate d'ammoniaque qui se présente souvent ainsi dans l'urine des nouveau-nés se dissout lorsqu'on ajoute à la préparation une goutte de potasse caustique. Dans les néphrites infectieuses, les bactéries peuvent en s'agglomérant dans les tubes urinifères déterminer la production d'amas cylindriques qui sont expulsés avec l'urine. La nature bactérienne de ces amas se reconnaît facilement à la résistance qu'ils opposent à la potasse et à leurs réactions vis-à-vis des couleurs basiques d'aniline qui les colorent d'une façon très intense.

parfois plus de 1 millimètre. Ils sont très difficiles à distinguer du milieu ambiant ; aussi est-il bon de les colorer ; l'eau iodoiodurée les rend facilement visibles. Dans certains cas d'ictère, ils peuvent être naturellement colorés par la bile. Ces cylindres disparaissent très rapidement dans l'urine alcaline. Traités par l'acide acétique étendu, ils se rétractent ; l'acide acétique concentré les dissout. L'eau distillée à 40° a la même action.

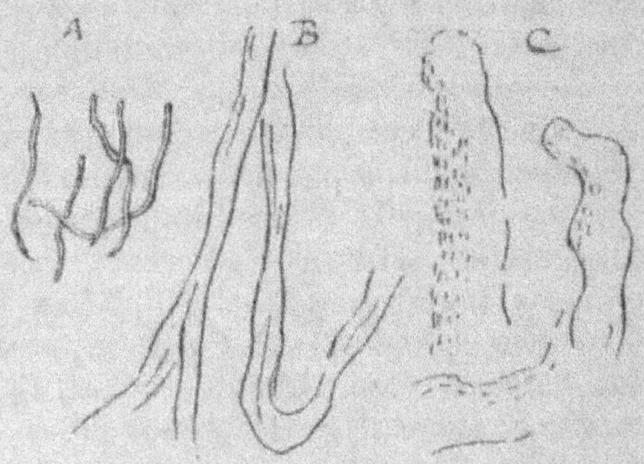

Fig. 52.

A. Cylindres muqueux (cylindroïdes). Gr. 80 D. — B. Cylindres à un grossissement de 400 D. — C. Cylindres hyalins.

Ces cylindres sont fréquents dans les stases sanguines ; on les rencontre aussi dans la forme aiguë des néphrites diffuses, mais on ne peut établir de règle absolue à cet égard ; leur abondance n'est d'ailleurs nullement en rapport avec l'intensité de la néphrite et leur seule présence ne permet pas de diagnostiquer l'existence d'une lésion rénale.

De ces cylindres on a distingué des formes dites *cylindres muqueux* ou cylindroïdes, atteignant au plus 40 μ de diamètre, de forme rubanée ; les contours de ces cylindres sont assez irréguliers ; on les trouve souvent entrecroisés en un réseau ou enroulés en spirales; ils présentent des ramifications qui ne se rencontrent pas dans le cas de cylindres hyalins. Ces cylindres, composés d'une substance protéique analogue à la mucine, se colorent en jaune brun par l'acide osmique; le carmin a peu d'action sur eux; on les a rencontrés surtout dans les congestions rénales dues aux maladies fébriles; ils sont d'un pronostic bénin.

Dans les cas de congestion intense et d'hémorragie rénale, il se fait souvent à l'intérieur des tubes uriniféres des coagulations de fibrine qui sont expulsées sous forme de *cylindres fibrineux*, parfois teintés légèrement par la matière colorante du sang. Ces cylindres possèdent les réactions générales de la fibrine.

Sous le nom de *cylindres brillants cireux*, on désigne des formes analogues aux précédentes et souvent confondues avec elles : ce sont des cylindres compacts, résistants, jaunâtres, réfringents, présentant en général la réaction amyloïde. La coloration de ces cylindres serait due aux pigments urinaires ; on a remarqué en effet qu'ils étaient incolores lorsque l'urine était très pauvre en matière colorante. On les distingue facilement des cylindres mous hyalins : ils sont plus réfringents que ces derniers et présentent de ce fait des contours plus accusés; ils sont en outre plus résistants, moins flexibles. Enfin la chaleur ne les dissout pas : ils restent intacts assez longtemps dans l'urine et résistent à l'action de l'acide acétique. Parfois ces cylindres apparaissent creusés d'encoches arrondies ou ovalaires; cette apparence est due à des dépôts de leucocytes qui tombent en laissant leur empreinte dans la substance cireuse. Le picrocarmin les colore en rouge vif et l'acide osmique leur donne une teinte brun foncé analogue à celle d'une solution concentrée de sépia, sans rien enlever d'ailleurs à leur réfringence. La présence de ces cylindres dans l'urine dénote une affection rénale grave; mais la réaction amyloïde qu'ils peuvent présenter n'est pas forcément en rapport avec une dégénérescence amyloïde des reins; cette transformation résulterait de leur séjour prolongé dans les canicules urinifères.

Des *cylindres graisseux* ont été observés par Peyer dans un cas de lipurie : ils étaient constitués par des agglomérations de gouttelettes graisseuses plus ou moins grosses. Ces cylindres pourraient provenir, d'après cet auteur, d'une transformation graisseuse de cylindres hémorragiques.

Les *cylindres cellulaires* peuvent être formés d'éléments épithéliaux, de globules rouges ou de leucocytes unis par une proportion plus ou moins considérable d'une substance amorphe.

Les éléments du sang, passant dans l'urine, peuvent, en séjournant quelque temps dans les canalicules du rein, donner lieu à la production de *cylindres hémorragiques*. Lorsque l'hémorragie rénale est abondante et que les cylindres sont assez rapidement expulsés, les globules rouges qu'ils contiennent sont presque normaux; mais, quand les canalicules du rein retiennent longtemps les cylindres ainsi formés, ceux-ci s'altèrent considérablement. Par suite de leur agglomération, les globules sanguins se déforment et, grâce à leur séjour prolongé dans les voies urinaires, leur hémoglobine disparaît peu à peu, leur protoplasma devient granuleux et finalement on peut ne plus retrouver qu'une masse fibrineuse englobant des fragments d'hématies et légèrement colorée en jaune. Ces cylindres hémorragiques plus ou moins altérés se retrouvent dans les déchirures et contusions du rein, dans les néphrites aiguës ou toxiques.

On a rarement l'occasion d'observer dans l'urine des cylindres formés par des globules de pus; cette forme

a été bien étudiée par Peyer dans un cas de lipurie. Cet
auteur décrit des cylindres constitués par des leucocytes
en parfait état de conservation, rectilignes ou ramifiés
et des cylindres formés de leucocytes en voie de désagrégation dont les noyaux sont encore visibles.

Les *cylindres épithéliaux* sont formés par des cel-

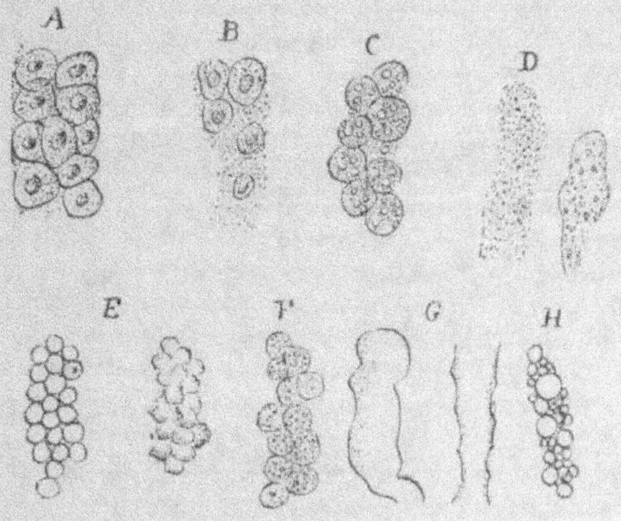

Fig. 53.

A. Cylindre épithélial. B. Cylindre hyalin avec cellules épithéliales. C. Cylin-
dre épithélial à éléments granulo-graisseux. D. Cylindres granuleux. E. Cylindres hématiques. F. Cylindre formé de leucocytes. G. Cylindres cireux.
H. Cylindre graisseux. Gr. 250 D.

lules de l'épithélium des canalicules urinifères unies
entre elles par une sorte de substance fondamentale
hyaline transsudée, probablement du plasma sanguin.
Nous avons insisté déjà (V. page 226) sur la forme et la
structure de l'épithélium rénal dans les diverses portions
des tubes urinifères. Ces cylindres peuvent être pleins
ou creux.

En général, on reconnaît facilement ces cellules épithéliales lorsqu'elles sont normales ou peu modifiées, grâce à leur forme arrondie ou ovalaire et à leur noyau volumineux. Mais, bien souvent, leur protoplasma présente des altérations considérables.

Par suite de la métamorphose granuleuse du protoplasma, les contours des noyaux et des cellules deviennent indistincts ou même s'effacent complètement. Les granulations peuvent d'ailleurs être si fines que les cylindres ressemblent dans certaines de leurs parties aux cylindres hyalins. Parfois aussi, ces granulations sont assez volumineuses pour donner aux cylindres une teinte foncée.

Au cours de la dégénérescence graisseuse du parenchyme rénal, dans certaines intoxications, les cellules des tubes urinifères peuvent devenir graisseuses et produire dans l'urine des cylindres épithéliaux graisseux faciles à caractériser au moyen de l'acide osmique. Le picrocarmin permet d'ailleurs d'y déceler les noyaux des cellules épithéliales qui ont concouru à la formation des cylindres.

Tels sont les types principaux des cylindres simples ou homogènes ; mais bien souvent les cylindres urinaires ne se présentent pas sous ces formes : leur composition est plus complexe.

C'est ainsi que les cylindres mous hyalins peuvent englober des leucocytes normaux ou granuleux, des cellules épithéliales, des hématies.

Les cylindroïdes ou cylindres muqueux contiennent parfois des granulations albuminoïdes ou graisseuses ; dans certains cas, ils sont recouverts de dépôts salins granuleux assez nombreux pour masquer le cylindre.

Lorsque l'épithélium rénal s'est desquamé au moment de la formation dans la lumière des canaux, de cylindres hyalins, on voit la surface de ces cylindres recouverte de cellules épithéliales. Dans d'autres cas, au contraire,

on a vu le transsudat être déversé entre la tunique
propre et l'épithélium, et ce dernier détaché former le
noyau d'un cylindre hyalin.

Les cylindres hémorragiques contiennent souvent des
parties fibrineuses et des parties graisseuses.

Enfin, on peut observer des formes extrêmement
complexes : cylindres hyalins et épithéliaux granulo-
graisseux, cylindres en partie cireux et en partie
hémorragiques, les globules rouges présentant eux-
mêmes la dégénérescence graisseuse, etc...

Parasites. — Outre les microbes pathogènes dont
nous avons déjà signalé la présence dans l'urine, on
peut y trouver des parasites animaux d'un ordre plus
élevé.

Les échinocoques développés dans le rein ou dans
les organes voisins peuvent s'éliminer avec les urines.
Des vésicules entières ainsi expulsées sont rares ; on
retrouve plutôt des crochets ou des lambeaux de membranes stratifiées. (V. page 101.)

Deux vers parasites ont été signalés comme agents
producteurs d'hématuries ou d'hématochyluries endé-
miques dans certains pays, aux Indes et en Amérique.
La *Filaria sanguinis hominis* (V. page 72), obstruant
les capillaires et les lymphatiques du rein, détermine
une hématochylurie endémique étudiée surtout par
Lewis aux Indes anglaises, Wucherer au Brésil et
Crevaux à la Guadeloupe.

1. Dans les cas de chylurie dite essentielle rencontrés en France
chez des sujets n'ayant jamais habité les pays chauds, les
urines ne renferment aucun élément caractéristique : on y
trouve, au milieu d'hématies et de leucocytes, des globules
graisseux de dimensions variables. Il est permis de supposer
toutefois qu'un certain nombre de ces chyluries sont sous la
dépendance de la *filaria sanguinis* et de la douve de Bilharz
importées accidentellement des pays où leur fréquence est
extrême.

En Afrique, les hématuries parasitaires si fréquentes surtout en Egypte et sur la côte orientale sont dues à la présence dans le plexus veineux de la vessie, du *Distoma hæmatobium* (douve de Bilharz). Le mâle, long de 10 à 12 millimètres et large de 1 millimètre, a une forme arrondie et se replie pour former une gouttière ventrale dans laquelle il porte sa femelle plus longue et plus mince que lui. Les œufs produits par la femelle déter-

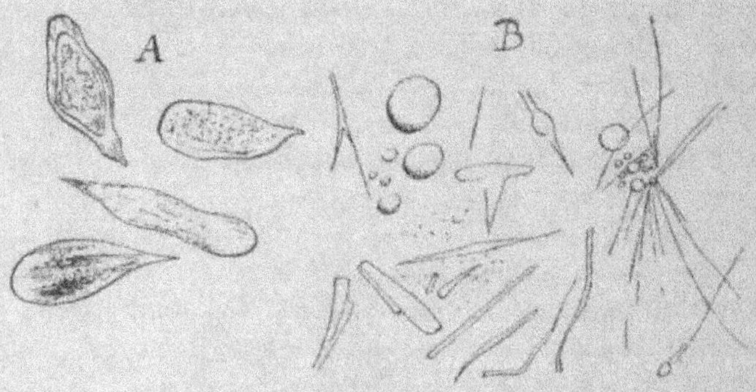

Fig. 54.

A. Œufs de Dist. hœmatobium dans l'urine. Gr. 250 T. B. Graisse, cristaux d'acides gras. Gr. 250.

minent, par leur accumulation dans les capillaires, des déchirures suivies d'hémorragies.

Les œufs du *D. hæmatobium* ont 130 à 150 μ de long sur 60 de large environ ; ils possèdent, soit à leur extrémité postérieure, soit latéralement, un petit éperon pointu. On peut aussi rencontrer, dans l'urine, des embryons débarrassés de leur enveloppe et se déplaçant

La maladie bilharzienne trouvée récemment chez des malades revenant de Tunisie semble être assez fréquente dans l'Afrique du Nord. Nous en avons observé sur la côte un cas durant depuis dix ans chez une israélite algérienne ; en outre, dans l'extrême sud de l'Algérie, cette affection est loin d'être rare chez les nègres venus du Soudan.

dans le liquide grâce à leurs cils qui leur forment un
revêtement complet (phase infusoriforme). La taille
considérable de ces œufs et de ces embryons permet de
les distinguer facilement au milieu des hématies, des
leucocytes et des granulations graisseuses qui forment
le sédiment urinaire dans le cas d'hématurie et d'hématochylurie dus à la douve de Bilharz.

Il sera possible enfin de trouver dans l'urine l'*Eus-
trongylus gigas* venu des reins, et surtout ses œufs
longs de 80 μ sur 40 de large, ovoïdes, brunâtres et
granuleux, à coque épaisse, des ascarides ayant pénétré
dans les voies urinaires grâce à une communication
anormale entre l'intestin et la vessie ; dans un cas de
fistule vésico-intestinale, on a rencontré dans l'urine des
larves et des acarus parasites provenant de fromage
ingéré.

Le *Trichomonas vaginalis*, infusoire fréquent dans le
mucus vaginal, se trouve souvent dans l'urine des
femmes.

Nous devons signaler encore, en terminant, la possibilité, dans le cas de cancer de la vessie, de déceler
dans l'urine la présence de psorospermies dont l'importance dans l'étiologie des néoplasies malignes tend à
s'affirmer de plus en plus.

CARACTÈRES DE L'URINE DANS QUELQUES AFFECTIONS
DES VOIES URINAIRES

Congestion rénale. — Dans la congestion rénale chronique qui a pour type le rein cardiaque, on n'observe
guère tout d'abord que quelques cylindres hyalins qui
deviennent plus nombreux à chaque crise d'asystolie ;
à mesure que les lésions progressent, on trouve dans
l'urine des cellules épithéliales de plus en plus altérées ;

leur noyau se colore mal et on y voit de nombreuses
granulations pigmentaires. Finalement les troubles de
la nutrition aboutissent à la desquamation de l'épithélium des tubes urinifères et à la formation de cylindres
épithéliaux et hématiques où l'on observe quelquefois
des granulations graisseuses.

Dans la congestion rénale aiguë, on ne trouve pas
en général dans l'urine de nombreuses cellules épithéliales; les cellules des tubes urinifères en effet ne tombent pas, mais elles deviennent vésiculeuses et déversent, dans les tubes, des blocs granuleux qu'on retrouve
dans l'urine mélangés à des noyaux cellulaires. Dans
les cas très graves, ces blocs formant des cylindres
sont colorés par l'hémoglobine.

Néphrites diffuses aiguës. — Quelle que soit l'étiologie d'une néphrite diffuse aiguë (intoxication, infection, froid, etc...), l'examen microscopique seul est en
général incapable, de même que l'examen chimique,
de montrer la corrélation qui peut exister entre la présence de certains éléments anormaux dans l'urine et la
forme ou la gravité de la néphrite. Des globules rouges
en nombre variable, des leucocytes, des cylindres
hyalins recouverts de cellules épithéliales et parfois des
cylindres hémorragiques, se rencontrent au début des
néphrites aiguës en général; puis, si l'affection se pro-
longe, les cellules épithéliales peuvent subir la dégénérescence graisseuse. La diagnose des bactéries pathogènes qui peuvent se trouver dans l'urine au cours des
néphrites infectieuses est délicate; il ne suffit pas par
exemple d'avoir constaté dans l'urine l'existence d'un
micrococque en chaînettes pour affirmer la présence du
streptocoque pyogène; les résultats donnés par l'examen des préparations doivent être contrôlés par les
cultures et les inoculations. Ces dernières seules pourront suffire dans certains cas; c'est ainsi qu'en injec-

tant quelques gouttes d'urine à une souris et en examinant ensuite son sang on pourra retrouver et caractériser le pneumocoque dans la néphrite pneumonique, le streptocoque dans la néphrite érysipélateuse, etc...

Néphrites diffuses chroniques. — De même que pour les néphrites aiguës, l'examen microscopique des sédiments urinaires ne peut seul éclairer le praticien sur la formule de la néphrite, sauf peut-être dans le cas de gros rein blanc. Dans ce cas, en effet, les sédiments déposés par l'urine sont en général abondants; les cylindres urinaires y sont nombreux et revêtent tous les types possibles, sauf le type hémorragique; on y rencontre aussi des éléments épithéliaux devenus graisseux et dont les débris forment des anneaux autour des cylindres. Les microorganismes qu'on peut trouver n'ont aucune importance étiologique ou diagnostique; ils sont l'indice d'un commencement de décomposition de l'urine.

Dans le cas de rein contracté, l'urine ne laisse déposer en général qu'un sédiment extrêmement minime, dans lequel on trouve de rares leucocytes, des cylindres hyalins en petit nombre, et quelques cellules épithéliales en général intactes.

Le diagnostic de rein amyloïde ne peut être porté par le seul fait d'avoir trouvé dans l'urine des cylindres à réaction amyloïde; ces éléments peuvent en effet se rencontrer dans les néphrites chroniques absolument indépendantes de toute transformation amyloïde, et réciproquement, dans des cas de rein amyloïde confirmé, on n'a parfois rencontré que des cylindres hyalins avec quelques cellules épithéliales devenues graisseuses.

Néphrites suppurées. — Outre les leucocytes, les hématies et les cellules épithéliales plus ou moins altérées qu'on rencontre dans l'urine au cours des néphrites suppurées en général, il existe des bactéries pyogènes variables suivant les cas et causes de l'affection rénale.

Dans les néphrites qui se développent au cours des infections générales déterminées par la voie sanguine, on trouve surtout les staphylocoques et les streptocoques pyogènes; au contraire, dans les néphrites ascendantes des urinaires, l'agent pathogène incriminé est presque toujours le *B. coli communis*. Ces néphrites peuvent d'ailleurs s'accompagner d'un catarrhe général des voies urinaires; dans ce cas, l'urine renferme de nombreuses bactéries pathogènes et saprophytes, dont le diagnostic n'est possible que par les cultures.

On confond parfois avec une néphrite suppurée, un abcès développé dans un organe voisin du rein (phlegmon périnéphrétique, abcès par congestion, etc...), dont le pus a fait irruption dans les voies urinaires; dans les cas douteux, on ne peut affirmer l'origine rénale du pus, que lorsque l'urine contient des lambeaux de parenchyme rénal (glomérules, canalicules urinifères).

Lorsque apparaissent les signes cliniques dénotant l'existence d'une collection purulente périrénale et que l'absence de pyurie permet d'éliminer le diagnostic de néphrite suppurée, la ponction exploratrice ne doit pas être conseillée; mais l'incision chirurgicale curative donne issue à un pus qui contient selon les cas des bacilles de Koch (abcès par congestion), des staphylocoques pyogènes (périnéphrites traumatiques), des cellules hépatiques (abcès du foie), etc...

Pyélites, pyélonéphrites. — A part certaines variétés spéciales dues à des empoisonnements, les pyélites résultent du développement dans le bassinet d'un agent infectieux venu de la vessie ou de l'urètre. Dans les formes simples, les sédiments sont peu abondants; on y trouve des leucocytes et des hématies en quantité variable.

Lorsque l'urine a subi dans la vessie la fermentation ammoniacale, le pus forme une sorte de précipité abondant, gélatineux, dans lequel les leucocytes gonflés et dissociés sont peu reconnaissables.

Assez souvent on rencontre dans l'urine des bouchons cylindriques constitués par des globules de pus et considérés comme des moules de conduits papillaires atteints de catarrhe; on y trouve aussi des cellules épithéliales groupées en amas; mais les altérations qu'elles présentent ne permettent guère de les rapporter au bassinet plutôt qu'à toute autre portion des voies urinaires.

Généralement le *B. coli communis* est l'agent pathogène de pyélonéphrites; même au cours de la blennorragie, c'est ce microbe qui, suivant une marche ascendante, peut dans certains cas infecter le bassinet et les canalicules urinifères, alors que le *M. gonorrhœæ* demeure cantonné dans l'urètre.

Tumeurs rénales. — Dans le cas où on suppose l'existence d'une hydronéphrose, on peut être amené à pratiquer une ponction de la tumeur; cette ponction est surtout utile chez la femme pour éliminer le diagnostic du kyste de l'ovaire. Si, en général, des cellules cylindriques sont l'indice d'un kyste ovarique, la présence d'autres éléments (cellules pavimenteuses, albumine, urée) n'a qu'une importance secondaire et ne peut servir à infirmer ou à confirmer un diagnostic. L'existence de crochets et de débris de membranes d'échinocoques dans le liquide de ponction est un signe certain de kyste hydatique. Si le kyste s'ouvre dans le bassinet, l'urine renferme les mêmes éléments et parfois aussi des vésicules entières.

Dans le cancer du rein, les hématuries qu'on peut observer n'ont rien de spécial. Il est en outre bien difficile de déceler des éléments cancéreux dans l'urine; de nombreuses cellules épithéliales du bassinet et des uretères ont en effet une forme caudée ou en massue rappelant celle de certaines cellules cancéreuses. Sticker considère comme un bon signe de cancer l'évacuation de grosses cellules polymorphes. La ponction exploratrice dans les cas douteux serait peu dangereuse (Fürbringer) et permettrait de ramener des éléments cancéreux faciles à reconnaître.

Si une ponction exploratrice ramenait un liquide jaune ou hémorragique, renfermant des débris épithéliaux pavimenteux, de la graisse, de la cholestérine, des corps amylacés, du pigment, on pourrait songer au gros rein polykystique.

Dans la tuberculose rénale, le seul élément caractéristique contenu dans l'urine est le bacille de Koch ; la présence de globules sanguins, de leucocytes et de cylindres est un signe banal ; la constatation de fibres élastiques et de lambeaux de tissu rénal n'indique que l'existence d'un processus destructeur. L'apparition de débris caséeux, au contraire, a une réelle importance. C'est dans ces débris qu'on devra surtout rechercher le bacille (dont la constatation, il est vrai, ne renseigne nullement sur la localisation du mal). Dans certains cas, les bacilles sont très nombreux ; d'autres fois, au contraire, il faut examiner attentivement un grand nombre de préparations avant de rencontrer quelques bacilles.

Cystites aiguës. — Lorsqu'on examine l'urine de malades présentant des symptômes vésicaux, il est nécessaire de les faire uriner dans deux ou trois verres, le premier jet d'urine entraînant les sécrétions urétrales.

Les caractères de l'urine dans les cystites aiguës ont une grande valeur ; au milieu de nombreux globules de pus se voient, en quantité notable, des cellules épithéliales de la vessie, parmi lesquelles prédominent les grosses cellules plates. L'hématurie est rare ; il y a, en outre, absence de cylindres.

Quand la fermentation ammoniacale se produit, le pus se transforme en un produit gélatineux qui englobe une quantité considérable de cristaux rhomboïdaux de phosphate triple et de sphérules d'urate ammonique.

La meilleure classification actuelle des cystites aiguës est celle qui consiste à ajouter simplement au mot cystite l'indication des microbes qui la produisent. On sait aujourd'hui que la plupart des cystites aiguës sont dues au développement dans la vessie du *B. coli communis*. Si donc les préparations bactériologiques faites avec le dépôt de l'urine contiennent une quantité considérable de bâtonnets courts isolés ou réunis par deux, se décolorant par la méthode de Gram, on peut diagnostiquer cette variété de cystite.

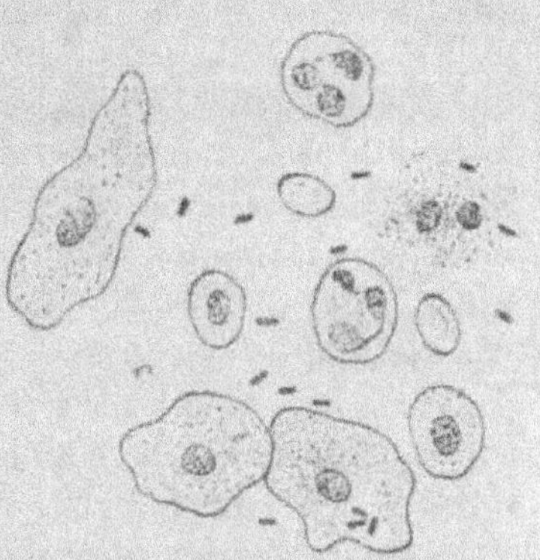

Fig. 55. — Cystite aiguë.
B. coli communis. Gr. 800 D.

Les cystites blennorragiques dues au *M. gonorrheæ* seul sont rares : parfois, c'est le *B. colis communis* qu'on retrouve dans les urines recueillies par la sonde ; dans d'autres cas, surtout chez la femme, les cystites se développant au cours de la blennorragie sont dues à des associations microbiennes (staphylocoques pyogènes, streptocoques, diplocoques divers).

Dans la cystite tuberculeuse, le seul élément pathognomonique contenu dans l'urine est le bacille de Koch, qui ne peut souvent être décelé que par des examens répétés.

17

L'existence d'une cystite cancéreuse est bien difficile à diagnostiquer par le seul examen des dépôts de l'urine ; les éléments épithéliaux polymorphes de la vessie sont parfois ramifiés et réunis de façon à former des agglomérations cellulaires qui peuvent sembler caractéristiques du cancer, alors qu'il n'existe qu'une simple cystite (Furbringer).

Blennorragie urétrale. — L'urétrite blennorragique au début est caractérisée par un suintement minime contenant presque exclusivement de grandes cellules épithéliales de la partie antérieure de l'urètre chargées de gonocoques (*M. gonorrheæ*). Puis quelques jours après le début de l'écoulement on n'y trouve plus guère que des leucocytes plurinucléés, dont un certain nombre contiennent dans leur intérieur des amas de gonocoques.

Les lamelles préparées par la méthode ordinaire de dessiccation et colorées par une solution aqueuse de fuchsine donnent d'excellentes préparations dans lesquelles il est très facile de reconnaître les caractères principaux de ce microbe : ses éléments légèrement réniformes sont le plus souvent assemblés en diplocoques, les faces concaves des microbes tournées l'une vers l'autre. Ces diplocoques se trouvent réunis par amas dans l'intérieur des leucocytes ; ils peuvent même pénétrer dans les noyaux qu'ils désagrègent. Sur les préparations faites par la méthode de Gram, les gonocoques sont décolorés ; par contre, les préparations montrent l'existence de bactéries variées restant colorées par cette méthode, et qui ne sont autres que les hôtes habituels de l'urètre normal dont le développement s'est trouvé favorisé par l'infection blennorragique. Ces bactéries sont surtout nombreuses dans les suintements chroniques qu'elles contribuent à entretenir.

L'examen bactériologique d'un écoulement urétral permet d'arriver à un diagnostic exact et complet des différents caractères d'une blennorragie. Cette affection peut en effet être aiguë ou chronique, en voie de guérison ou latente, étendue en surface ou en profondeur; elle peut être simple ou présenter une phase d'infection secondaire. Or, ainsi que l'a bien montré Janet, c'est de la reconnaissance de ces divers points que découle une thérapeutique rationnelle de la blennorragie.

Au cours de l'urétrite aiguë, si l'on fait uriner le malade dans un verre, on voit que le pus urétral,

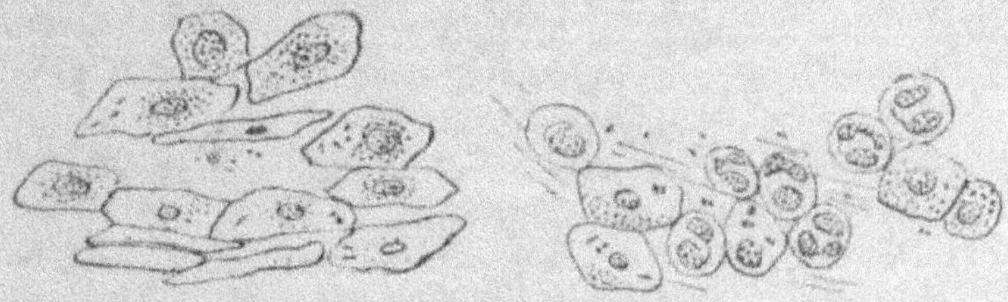

Fig. 56. — Filaments urétraux.

Un filament à leucocytes contient des gonocoques intracellulaires. Un filament épithélial présente des bactéries diverses. Gr. 800 D.

mélangé à l'urine, la trouble légèrement en y produisant des flocons volumineux qui se tassent rapidement au fond du verre. Le pus contient de nombreux leucocytes bourrés de gonocoques et de rares cellules épithéliales en général cubiques à gros noyau.

L'urétrite chronique donne lieu à un écoulement plus riche en cellules épithéliales; ces dernières sont plates et larges; l'urine à laquelle se mélange l'écoulement contient des filaments blancs allongés, dont les uns, purulents, tombent au fond du verre, tandis que les autres, qui contiennent surtout des éléments épithéliaux, flottent dans le liquide.

Ce sont ces derniers filaments qui prédominent,

lorsque l'urétrite tend à la guérison; les leucocytes deviennent alors de plus en plus rares.

On peut se rendre compte de l'extension en surface en faisant uriner le malade dans deux verres: un deuxième verre trouble ou garni de filaments indique une urétrite postérieure; ces filaments peuvent d'ailleurs contenir des proportions variables de leucocytes et d'épithélium. Kromayer propose, pour distinguer les filaments des deux portions de l'urètre, d'injecter une solution de pyoctanine dans l'urètre antérieur et de faire ensuite uriner le malade : quand l'urètre postérieur est atteint, l'urine contient des filaments blancs, en même temps que des filaments colorés en bleu par la pyoctanine provenant de l'urètre antérieur.

L'extension de la blennorragie en profondeur a pour effet de modifier considérablement l'épithélium urétral : ses cellules deviennent lamellaires, presque cornées, et se superposent en couches successives, les plus superficielles s'exfoliant continuellement et se mélangeant au pus de l'écoulement.

Dans les cas aigus ou subaigus, l'examen bactériologique ne peut laisser aucun doute en montrant de nombreux gonocoques dans l'intérieur des leucocytes. Il n'en est pas de même dans les cas d'urétrite latente, où les gonocoques sont parfois si peu nombreux qu'il est à peu près impossible de les distinguer au milieu des saprophytes multiples qui les accompagnent. Il est facile, dans ces cas, de provoquer la réapparition des gonocoques en nombre assez considérable : il suffit pour cela de pratiquer dans l'urètre antérieur du malade une instillation de quelques gouttes de nitrate d'argent à 1 p. 100 ou une large injection de sublimé à 1 p. 20,000. Cette manœuvre détermine une irritation suppurative (enrayée d'ailleurs par quelques injections de permanganate de potasse), grâce à laquelle les gonocoques

repullulent. Si après cette expérience on ne retrouve
pas le gonocoque, on peut affirmer sa disparition. Cette
absence de gonocoques dans la sécrétion urétrale est la
condition essentielle qu'on doit exiger du blennorra-
gien, avant de lui permettre le mariage. Il n'y a pas
lieu de se montrer aussi exigeant à cet égard que Finger,
qui n'autorise le mariage que quand il n'existe plus
trace de leucocytes dans les filaments émis avec l'urine :
de tels filaments peuvent en effet exister chez des gens
exempts de toute blennorragie.

Si l'on excepte les petits abcès périurétraux développés au cours de la blennorragie, on peut dire que
les complications de cette affection, du moins chez
l'homme, sont en général dues à des infections secondaires, produites principalement par des microcoques
pyogènes vulgaires.

Des urétrites non gonococciennes peuvent être produites par un coït avec une femme atteinte d'une affection inflammatoire non blennorragique des organes
génitaux ; on peut les voir survenir encore à la suite
de traumatismes de la muqueuse urétrale ; enfin au
cours des affections fébriles (fièvre typhoïde, rhumatisme), la muqueuse de l'urètre peut s'enflammer et
donner lieu à une suppuration ne renfermant pas le
gonocoque.

Si l'absence de gonocoque peut être en général facilement affirmée dans ces cas par le simple examen bactériologique du pus urétral, il est nécessaire de recourir aux cultures pour déterminer exactement l'agent
pyogène qui s'y trouve. Dans les cas rebelles à tout
traitement, on ne devra pas oublier de rechercher dans
le pus le bacille de la tuberculose.

Liquide prostatique. Prostatorrée. — La sécrétion
normale de la prostate qu'on obtient facilement sur le
vivant en pressant sur la glande avec un doigt introduit

dans le rectum, est fluide et laiteuse. Cet aspect laiteux est dû à la présence dans ce liquide de nombreuses granulations très fines ; on y trouve en outre des cellules cylindriques, des cristaux et des concrétions spéciales. Les cristaux dits improprement cristaux spermatiques sont en général prismatiques ; leurs facettes sont légèrement courbes ; ils sont solubles dans les acides minéraux, les alcalis, insolubles dans l'alcool, l'éther et le chloroforme ; l'eau froide est sans action sur eux. Ils sont parfois isolés, mais parfois aussi groupés en étoiles. Ces cristaux doivent être considérés comme des phosphates acides dont la base se trouve dans le suc prostatique. L'addition au liquide prostatique (qui en général ne contient pas les cristaux en notable proportion) de quelques gouttes d'une solution de phosphate ammonique à 1 0/0 suffit à provoquer la cristallisation. C'est là d'ailleurs le meilleur moyen d'obtenir de bonnes préparations des cristaux spermatiques [1].

Quant aux concrétions que renferme le liquide prostatique, ce sont des masses assez volumineuses, sphériques ou ovoïdes, solubles dans l'acide acétique et se colorant en jaune par l'iode et en bleu par le violet de méthyle.

La prostatorrée est l'écoulement qui provient uniquement de la sécrétion prostatique, sans mélange du liquide des vésicules séminales. Il s'écoule soit continuellement, soit au moment de la défécation et de la miction, parfois en quantité assez notable. On ne trouve dans ce liquide que les éléments du liquide prostatique normal. Il est bien difficile de distinguer de la prostatorrée l'azoospermatorrée, c'est-à-dire les pertes séminales compliquées d'azoospermie.

1. Ces cristaux qui se trouvent dans le sperme et qui n'existent ni dans les vésicules séminales ni dans les canaux déférents, sont évidemment dus à l'action desphosphates du sperme sur la base contenue dans la sécrétion prostatique.

L'écoulement dû à la prostatite aiguë est trouble; à côté des éléments du pus, on y trouve des granulations, de la graisse, des hématies, des débris d'épithélium cylindrique. On peut y déceler en outre des bactéries pyogènes (*staphylocoques* et *B. coli*).

Toutefois, en examinant le liquide qui s'écoule spontanément de l'urètre ou même celui qu'on obtient par la pression de la prostate, on risque de prendre pour une sécrétion prostatique un liquide provenant en réalité d'une portion dilatée de l'urètre située derrière un rétrécissement. Un excellent moyen d'éviter cette cause d'erreur consiste à faire uriner le malade, afin de chasser les sécrétions urétrales avant de presser sur la prostate. Lorsque dans ces conditions on voit apparaître au méat un liquide laiteux sans leucocytes, il n'y a pas de prostatite. La prostatite peut être diagnostiquée au contraire si l'écoulement ainsi obtenu renferme : 1° des amas de cellules épithéliales de la prostate (cellules cylindriques dont les prolongements s'insinuent dans une mosaïque de petites cellules rondes); 2° des cristaux dits spermatiques ; 3° des leucocytes en grand nombre.

Le liquide de la prostatite chronique renferme assez souvent quelques spermatozoïdes.

SPERME

L'élément essentiel du sperme est le spermatozoïde.

Un spermatozoïde présente à considérer une tête formée d'un renflement piriforme aminci à son extrémité antérieure et long de 4 à 5 μ et une queue de 40 à 45 μ effilée à sa portion terminale.

Dans le sperme normal fraîchement éjaculé on voit le spermatozoïde se déplacer grâce aux mouvements ondulatoires de sa queue, avec une vitesse évaluée à 4 millimètres par minute. Ces mouvements cessent rapidement lorsqu'on ajoute de l'eau ou un acide très dilué à la préparation ; les alcalins excitent au contraire ces mouvements.

Mais le sperme tel qu'il est éjaculé est un produit complexe comprenant, outre les spermatozoïdes, des éléments variés provenant de la sécrétion des glandes diverses et de la desquamation des muqueuses qui tapissent les voies génitales. On y trouve des cellules épithéliales cylindriques munies de cils vibratiles, provenant de l'épithélium de l'épididyme, des cellules analogues mais sans cils vibratiles des canaux déférents et des vésicules séminales, des éléments polygonaux ou prismatiques des culs-de-sac glandulaires de l'urètre, de petites masses sphériques hyalines de 3 à 5 μ de diamètre, et se dissolvant dans le sperme au bout de quelques heures, des granulations disparaissant sous l'influence de l'acide acétique, des leucocytes, des globules rouges, des cristaux et des concrétions prostatiques.

A l'état normal, les spermatozoïdes se trouvent dans le sperme en nombre variable avec l'âge, le tempéra-

ment, le mode de vie des individus ; ce nombre diminue
considérablement dans le sperme provenant de coïts
répétés à de courts intervalles. Les limites de production physiologique du sperme, d'après les recherches
de Casper, Dieu, Duplay, sont comprises entre seize et
quatre-vingt-quatre ans.

Sous le nom de pertes séminales morbides, on comprend toutes les pertes séminales involontaires ne
résultant pas de pollutions physiologiques. Le terme de
spermatorrée sous lequel on comprend souvent ces
pertes a été mal choisi : Ce mot éveille en effet, comme
ceux de leucorrée, de gonorrée,
l'idée d'un écoulement continu
du sperme (Furbringer). Or, cet
état est excessivement rare et
ne se rencontre guère que dans
certains cas d'irritation spinale
et au cours de diverses myélites.

L'apparition de sperme dans
l'urine pendant la défécation et
la miction (spermaturie de
Grunfeld) est au contraire bien
plus fréquente. Le diagnostic de la nature sperma-

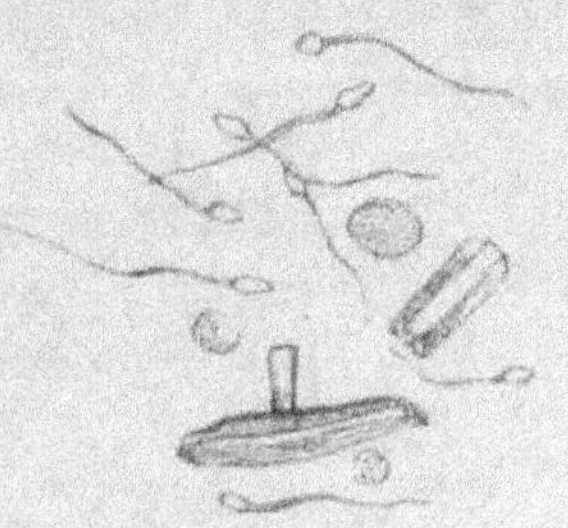

Fig. 57. — Sperme normal.
Gr. 500 D.

tique du liquide se fait facilement par l'examen microscopique qui permet d'y déceler une quantité considérable de spermatozoïdes, des cristaux spermatiques,
des cylindres hyalins volumineux provenant des canaux
séminifères. Dans certains cas, les spermatozoïdes sont
atteints dans leur vitalité et ne présentent que très peu
de mouvements.

Il ne suffit pas d'avoir reconnu la spermatorrée : il
faut en chercher la cause. Bien souvent, c'est la blennorragie chronique qui doit être incriminée (dans plus
de 20 0/0 des cas, Furbringer) : si dans ces cas on
fait uriner le malade dans deux verres, le premier verre

présentera des filaments urétraux en même temps que
des spermatozoïdes.

Dans l'*azoospermie*, le sperme éjaculé, qui macroscopiquement présente les caractères du sperme normal,
s'en distingue par ce fait qu'il ne contient pas de spermatozoïdes. Le microscope seul permet de faire le diagnostic d'azoospermie. Une cause fréquente de l'azoospermie est l'occlusion bilatérale des voies spermatiques
à la suite de l'épididymite blennorragique double.

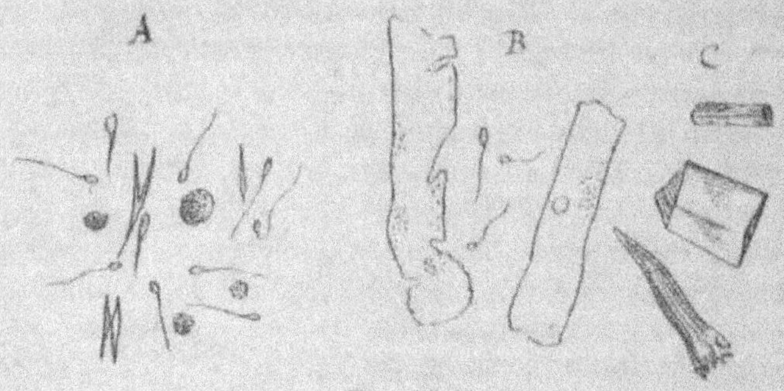

FIG. 58.

A. Sperme. B. Cylindres hyalins dans la spermatorrée. C. Cristaux spermatiques.
Gr. 500 D.

Balzer et Souplet, qui ont cherché la présence des spermatozoïdes chez des sujets atteints d'orchite double,
ont reconnu que les spermatozoïdes font en général
défaut à la suite de l'orchite récente ; on les retrouve
souvent dans les cas d'orchite double ancienne ; de
plus, la disparition du noyau épididymaire ou sa
persistance n'a pas d'importance comme indice du
retour ou de la disparition définitive des spermatozoïdes.

L'azoospermie peut encore exister sous l'influence
d'affections générales cachectisantes, à certaines périodes
de la syphilis constitutionnelle. Dans certains cas enfin,
aucune cause locale ou générale ne semble pouvoir
expliquer l'absence des spermatozoïdes.

Dans certain nombre de cas de stérilité imputable à l'homme, le sperme contient une petite quantité de spermatozoïdes; mais il semble que ces éléments soient atteints de dégénérescence encore mal connue qui leur enlève leur pouvoir fécondant. C'est ainsi qu'à la suite d'une orchite unilatérale blennorragique, de néoplasie maligne du testicule, de vaginalite chronique, on peut ne trouver dans le sperme que des spermatozoïdes peu nombreux et peu actifs.

Enfin, au cours de certains états inflammatoires des canalicules séminifères, le sperme peut ne plus renfermer que des spermatozoïdes morts ou immobiles.

On connaît peu de choses encore sur la transmission des maladies infectieuses par le sperme. On sait cependant que le sperme des phtisiques contient souvent le bacille de Koch; si sa présence ne peut être décelée facilement par les préparations, on pourra la démontrer en injectant du sperme de phtisiques à des cobayes: les expériences de Solles (Bordeaux, 1892) ont montré qu'il était possible de tuberculiser ainsi des cobayes.

SÉCRÉTIONS DES ORGANES GÉNITAUX
DE LA FEMME

Les replis de la vulve sont tapissés de smegma formé de débris de cellules épithéliales desquamées mélangés au liquide sécrété par les glandes sébacées et mucipares de la surface interne des grandes lèvres. Les préparations bactériologiques du smegma y montrent l'existence de bactéries variées, microcoques, bacilles, leptothrix, levures.

Sous l'influence de causes diverses, la muqueuse vulvaire peut s'enflammer et donner lieu à un écoulement plus ou moins abondant.

Le pus de la vulvite blennorragique renferme le gonocoque qu'il est facile de mettre en évidence dans les cas aigus.

Le champignon du muguet, se développant à la surface de la vulve, y détermine la production de plaques crèmeuses que l'examen microscopique permet de rapporter à leur véritable origine et de différencier nettement des fausses membranes de la vulvite diphtéritique dans lesquelles on rencontre le bacille de Læffler. (V. page 162.)

A la surface des diverses ulcérations de la vulve, les produits qu'on peut obtenir par raclage ne présentent aucun élément véritablement pathognomonique, sauf dans le cas d'ulcérations tuberculeuses où il est possible de déceler quelques rares bacilles de Koch.

Le mucus vaginal normal est un liquide fluide, acide, contenant de larges cellules épithéliales plates, des leucocytes. De nombreux parasites habitent la cavité vaginale : outre des bactéries variées et des cellules de levure, on y rencontre fréquemment un infusoire spécial, le *Trichomonas vaginalis*, long de 15 à 35 µ, de forme ovalaire, pourvu de trois longs cils à sa partie antérieure. On observe aussi parfois dans le vagin l'oxyure vermiculaire, tant à l'état parfait qu'à l'état embryonnaire. (V. la description de ce parasite et de ses œufs, page 185.)

En général, au mucus vaginal se trouvent mélangées les sécrétions utérines qui renferment des cellules épithéliales prismatiques du col et des cellules cylindriques à cils vibratiles du corps de l'utérus.

Au niveau du col utérin existent de nombreuses glandes qui déversent à la surface de la muqueuse un liquide épais et visqueux renfermant peu d'éléments cellulaires : l'obstruction des conduits excréteurs de ces glandes donne lieu à de petits kystes dits œufs de Naboth, assez fréquents chez les personnes âgées et contenant une masse pâteuse formée de granulations et de débris cellulaires.

Au début de la période menstruelle, le mucus utérin devient plus abondant, plus fluide ; il renferme de rares globules rouges et un nombre assez considérable de leucocytes et de cellules épithéliales. Puis, la teinte de l'écoulement se fonce de plus en plus ; c'est du sang presque pur qui s'échappe et à la fin le mucus reprend sa coloration habituelle, après la disparition des globules rouges.

Le premier jour qui suit la délivrance, les lochies sont séro-sanguinolentes ; on y trouve des leucocytes, des cellules de l'épithélium du col, de la graisse et un nombre considérable de globules rouges. Dans les jours suivants, ces derniers diminuent et les leucocytes augmentent de nombre. Enfin, après la première semaine, la sécrétion épaisse et laiteuse tend à se tarir.

Dans le cas de rétention partielle du placenta, on en rencontre dans les lochies des fragments assez considérables facilement reconnaissables à la structure arborescente de leurs villosités.

Lorsqu'il y a infection des voies génitales par des bactéries pyogènes, les lochies contiennent une grande quantité de microorganismes, principalement le streptocoque pyogène et le bacille du colon, causes des accidents puerpéraux.

Dans l'écoulement leucorrhéique, on trouve une quantité considérable de leucocytes, de cellules épithé-

liales et de très nombreux microorganismes, parmi
lesquels ne semble pas exister de microbe spécifique.

La blennorragie chez la femme se localise en général
tout d'abord à la muqueuse urétrale et au col de l'utérus;
dans les cas aigus, l'écoulement renferme en grand
nombre des gonocoques faciles à caractériser.

Toutefois, si l'inflammation tend à devenir chronique, le microscope sera souvent impuissant à distinguer une leucorrhée simple d'une blennorragie chronique ; le *M. gonorrheæ* peut en effet n'exister qu'en

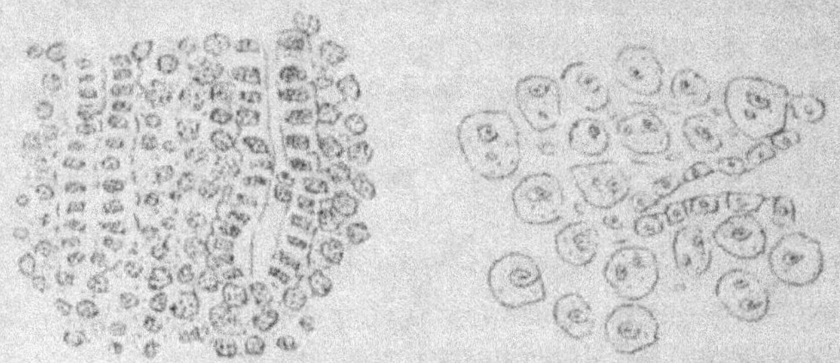

Fig. 59. — Lambeau de membrane dysménorréique examiné
après dilacération. Gr. 500 D. Fragment de caduque utérine.
Gr. 500 D.

très petit nombre au milieu de saprophytes variés
encore insuffisamment étudiés au point de vue de leurs
réactions.

Dans la *dysménorrée membraneuse*, les malades éliminent parfois des morceaux de membranes où l'on
reconnaît la forme de la cavité utérine. Il importe de
savoir distinguer ces membranes de vulgaires caillots
sanguins formés dans l'utérus, et surtout de la caduque
des premiers mois de la grossesse. La dissociation simple permettra, dans le cas où il s'agit de caillots sanguins, de retrouver des travées fibrineuses entre-croisées, renfermant des hématies, des leucocytes et de
rares cellules épithéliales. Dans la dysménorrée mem-

braneuse, en examinant à un très faible grossissement la surface de la membrane préalablement débarrassée des petits caillots sanguins qui peuvent la recouvrir, on verra de petits trous correspondant aux orifices des glandes utérines ; par dissociation, on arrivera à isoler des tubes formés de cellules épithéliales cylindriques et qui ne sont autres que des glandes utérines entourées d'un stroma fibrillaire garni de petites cellules rondes lymphoïdes de 5 à 8 μ de diamètre.

Les fragments de caduque, au contraire, sont formés d'éléments cellulaires volumineux mesurant de 20 à 40 μ de diamètre, à protoplasma granuleux contenant deux ou trois noyaux et qui représentent les cellules lymphoïdes considérablement hypertrophiées.

Dans certaines formes rares de métrite et de vaginite disséquantes, on peut observer l'expulsion de lambeaux membraneux composés des grandes cellules épithéliales, qui pourraient en imposer pour des débris de caduque. Mais cette dernière se distingue facilement des lambeaux d'épithélium détachés du vagin ou du col utérin ; en certains points de la caduque, en effet, on retrouve toujours des tubes glandulaires tapissés d'un épithélium cylindrique et entre les grosses cellules qui constituent la caduque on peut reconnaître la présence de travées conjonctives, deux caractères bien particuliers.

On a cru parfois à la possibilité de faire le diagnostic des tumeurs utérines au moyen de l'examen microscopique des sécrétions ; mais les cellules épithéliales altérées du col et du corps de l'utérus au cours de certaines métrites ressemblent à s'y méprendre à des cellules provenant de néoplasmes. Le seul moyen de diagnostic exact dans les cas douteux est fourni par l'examen histologique d'un fragment excisé.

Les annexes de l'utérus peuvent s'enflammer soit

isolément, soit à la suite des affections utérines. C'est ainsi que la blennorragie se propage parfois aux trompes; les salpingites tuberculeuses ne sont pas très rares. En général, les salpingites suppurées sont la dépendance des microcoques vulgaires de la suppuration.

Au cours des opérations faites sur les trompes, dans les cas de suppurations pelviennes, etc., on a toujours intérêt à savoir si le pus qu'on rencontre est encore virulent, et quelle en est la nature. L'examen fait, pendant l'opération, de quelques lamelles colorées à la fuchsine et par la méthode de Gram est très utile, et peut renseigner de suite sur la nature des bactéries contenues dans le pus. Toutefois, il ne faudrait pas, de l'absence de bactéries sur les préparations, conclure à l'innocuité du pus; des microbes virulents peuvent en effet s'y trouver en quantité très minime, et n'être mis en évidence que par des cultures ultérieures et les inoculations.

LAIT

Vers le milieu de la gestation, les mamelles commencent à sécréter un liquide d'un blanc sale, le colostrum, qu'on obtient facilement en pressant légèrement le mamelon.

Le colostrum renferme des leucocytes en petit nombre, des cellules pavimenteuses à noyau ovoïde, à protoplasma granuleux provenant des culs-de-sac de la glande mammaire, des globules graisseux du lait et des corpuscules du colostrum dont on peut distinguer deux espèces : les uns, éléments ovoïdes ou sphériques, contiennent un grand nombre de petites granulations graisseuses jaunâtres, masquant un noyau ; les autres, volumineux éléments renfermant des gouttelettes de graisse incolore, dont quelques-unes atteignent 10 μ de diamètre.

Ces corpuscules de colostrum disparaissent complètement à partir de la deuxième semaine qui suit l'accouchement: la sécrétion se montre alors uniquement formée de globules du lait : corpuscules brillants, sphéri-
ques, à bords très nets,
réfractant fortement la lumière et dont le diamètre
varie de 1 à 8 μ. Au cours
des affections inflammatoires de la mamelle, le lait
peut renfermer un nombre
notable de leucocytes.

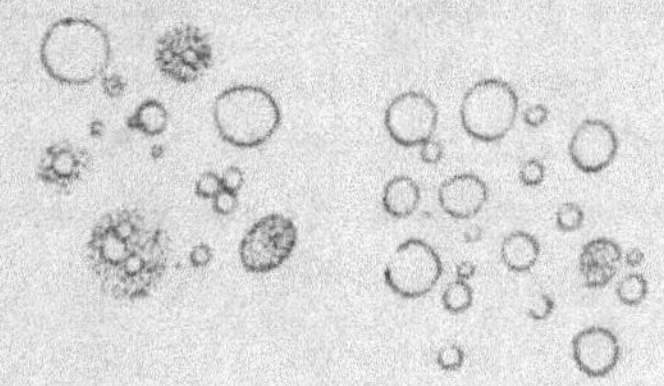

Fig. 60. — Colostrum, lait normal. Gr. 400 D.

Le lait peut d'ailleurs être contaminé au cours de maladies locales et générales. Dans les cas d'abcès du sein, il y a toujours beaucoup de microbes pyogènes dans le lait.

Escherich, chez des femmes atteintes d'accidents puerpéraux généralisés, a trouvé dans le lait les *M. piogenes albus* et *aureus* sans lésions du côté de la mamelle.

Bizzolo, chez une pneumonique, a retrouvé le pneumocoque dans le lait.

La fièvre typhoïde a été parfois transmise par le lait à des nourrissons à la mamelle. Gaffky, chez une vache atteinte d'entérite hémorragique, a retrouvé dans les selles le *B. coli communis* : le lait de cette

vache avait donné à plusieurs personnes des entérites
à allures typhoïdiques.

Mais c'est surtout la tuberculose dont la transmission par le lait est à redouter. Ernst a cherché le bacille
de Koch dans le lait de vaches tuberculeuses dont le
pis était indemne ; il l'a trouvé 31.5 fois p. 100.

H. Martin, expérimentant les propriétés pathogènes
du lait acheté à Paris, sous des portes cochères quel-
conques, a obtenu des inoculations positives une fois
sur trois.

En général, les propriétés infectantes du lait ne peuvent guère être constatées que par les inoculations à
des animaux d'expériences.

Des altérations du lait, moins importantes d'ailleurs
que les précédentes au point de vue clinique, peuvent
se produire dans les vases où on le conserve. Un grand
nombre de bactéries peuvent en effet faire fermenter le
lait et le rendre impropre à la consommation ; parmi
ces bactéries, nous devons citer surtout le *bacillus coli
communis*, qui, étant apporté par l'air, trouve dans le
lait cru ou bouilli, un excellent milieu de culture et
devient la cause d'entérites infectieuses graves chez les
enfants nourris au biberon.

INDEX ALPHABÉTIQUE

Bulletin

DES

Annonces.

Pansements Vaginaux

OVULES MÉDICAMENTEUX
A base de glycérine pure à 30°

PRÉPARÉS PAR PASSEMARD & VIGIER

Pharmaciens de 1re classe, Lauréat des Hôpitaux et de l'Ecole de Pharmacie de Paris.

84, boul. Magenta & 12, boul. Bonne-Nouvelle, Paris.

Les *Ovules Passemard-Vigier* par leur antisepsie, leur dosage, leur forme spéciale, leur consistance et leur composition

sont supérieurs aux produits similaires. Leur durée de fusion est d'environ 6 à 8 heures. Il est bon d'appliquer extérieurement un tampon ouaté après l'introduction de l'ovule. Les principaux sont : Simples-Glycérine pure, Acide borique, Antipyrine, Aristol, Extrait de Belladone, Cocaïne, Ichthyol désodorisé, Ichthyol et Belladone, Ichthyol et Cocaïne, Iodure de potassium, Iodoforme, Iodol, Morphine 5 centigrammes, Résorcine, Rétinol, Rétinol et Salol, Salol, Salol camphré Chloral et Cocaïne, etc.

CRAYONS INTRA-UTÉRINS
Antiseptiques et Médicamenteux.
A base de glycérine pure à 30°

Les **CRAYONS PASSEMARD-VIGIER** constituent un *véritable progrès* dans le traitement des *maladies utérines*. D'une longueur de 7 centimètres, d'une consistance ferme et élastique, ils fondent régulièrement et sont facilement supportés. Très employés par les Gynécologistes, les principaux sont à base de : Acide phénique, Antipyrine, Tannin et Cocaïne, Créosote, Chlorure de zinc, Ichthyol et Cocaïne, Iodoforme, Salol, Sublimé, Sulfate de cuivre, Tannin.

BOUGIES URÉTHRALES-PASSEMARD-VIGIER

Aussi faciles à introduire qu'une sonde en caoutchouc, elles ne produisent aucune douleur au malade et sont bien supportées. Les plus employées sont à base de : Ichthyol, Iodoforme, Rétinol, Sulfate de zinc, Extrait de Belladone, Tannin.

SUPPOSITOIRES CONTRE LA CONSTIPATION
A la glycérine pure à 30°

Les **SUPPOSITOIRES PASSEMARD-VIGIER** sont de la même forme que les Ovules mais plus petits. Leur préparation spéciale rend leur fusion très rapide et l'effet se produit au bout de quelques minutes. Il en est de même des **BALLES RECTALES** contre la constipation des enfants.